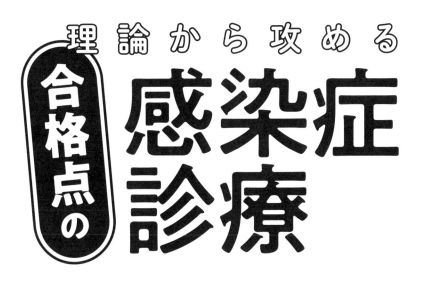

理論から攻める
合格点の 感染症診療

済生会横浜市東部病院 総合内科
髙野 哲史

日経メディカル

はじめに

　世間が令和という元号に順応し、2000年代生まれの初期研修医が誕生し始めたこの時代。書店には臨床感染症の教科書が所狭しと並んでおり、ウェブ上でも「感染症　教科書」と検索すれば誰でも知っているメジャーなものから、通好みのマイナーなものまで無数の教科書がヒットします。

　その中から何をどの順番で読み、学べばよいのか悩ましく思う若手医師は多かろうと想像します。一冊で総論から各論まで網羅できる分厚い教科書を買うべきか、カテゴリごとに評判の良い教科書を買いそろえるかなど、やり方は色々です。同じ教科書でも人によって合う・合わないもありますし。

　本書はといいますと、昨今では珍しく微生物や抗菌薬、疾患の各論的情報を一切排し、臨床感染症の根幹たる理論部分のみをコンテンツとする教科書です。めくっていただければお分かりになると思いますが、微生物の名前も抗菌薬の名前もほとんど出てきません。感染症診療にまつわる書籍の巻末でよく見かける、腎機能別の抗菌薬投与量の表すら付けていません。あるのは感染症に対峙したときに必要となる基本的な思考プロセスの話だけ、兎にも角にも理論の話に振り切った内容にしています。

　ですので、すみません。感染症診療の全てを掌握する、すなわち微生物の何たるかを知り尽くし、抗菌薬を華麗に使いこなす、それをこの一冊で成し遂げるのは、無理です。この一点については謹んでお詫び申し上げます。

　しかし、です。各論に全く触れない分、総論部分については誰でも確実に習得できるように綴りました。およそ医学書とは思えないライトな筆致にし、分かった気分になるためだけの図表も可能な限りなくし、思考回路とシンクロしてスイスイ読めるようレイアウト・配色も工夫しました。医師はもちろんのこと、看護師（診療看護師は特に！）、薬剤師、臨床検査技師などなど、様々な職種でご活躍の皆様に手に取っていただき、エッセイ本でも読むような気軽さで読み進めていただければ幸いです。読み終える頃には感染症診療の基本となる頭の動かし方が体得されていることでしょう。

なお、本書ならびにそのベースとなる連載「感染症診療のマテリアル」（2023年1月〜2024年3月に日経メディカル Onlineの若手医師・医学生向けサイトCadetto.jpにて掲載）は、本邦における偉大な先人の一人である、大曲貴夫先生（国立国際医療研究センター病院副院長・同国際感染症センター長）による『感染症診療のロジック』（南山堂、2010年）に計り知れないインスピレーションを受けて筆を執ったものです。大曲先生にはこの場を借りて厚く御礼申し上げます。

発刊に際し、連載時から毎回原稿を厳しくチェックして下さった小田智三先生、より実臨床的な視点でご意見を下さった谷山大輔先生にはお礼の申し上げようもございません。感謝っ・・・・！ 圧倒的感謝っ・・・・！

そして、僕の素人丸出しの原稿を突き返すことなく優しく朱を入れてくださった日経メディカル編集部の宇佐美知沙様。連載初期、右も左も分からなかった僕に執筆の道筋を示してくださった、同じく日経メディカル編集部の江本哲朗様。大変お世話になりました。お二人にご担当いただけていなかったら、僕、多分挫折してました。

最後に、僕が仕事をするのをニコニコ見守ってくれた長男の準、一生使えるアイコン（帯や各章冒頭にある似顔絵）を描いてくれた長女の雪、連載時には各項の冒頭にお手製のイラストを添え、本書の著者校正では原稿の全てを一緒に音読しチェックしてくれた妻の麻依子、三人には最高級の感謝を申し上げます。

それでは…準備はよろしいですか？

ゆめと　ぼうけんと！
かんせんしょう　しんりょうの　せかいへ！
レッツ　ゴー！

2024年12月

髙野 哲史

Contents 目次

はじめに ……………………………………………………………………… 002

第Ⅰ章　感染症診療の「5つの要素」……… 007

「理論」をなぞれば感染症診療は楽になる ……………………………… 008
より適切な感染症診療のための「5つの要素」……………………………011

第Ⅱ章　「5つの要素」理論編 …………… 015

要素1　患者背景・経過の把握 ………016
原因微生物の候補は患者背景で大いに変わる ………………………… 016
原因微生物の推定に大きく関わる「免疫不全」………………………… 019
皮膚だけじゃない、正常解剖構造の異常 ……………………………… 022
気付くことが重要、細胞性免疫障害 …………………………………… 026
脾摘後患者に要注意、液性免疫障害 …………………………………… 030
感染症のリスクに直結、好中球減少状態 ……………………………… 036

要素2　感染臓器の検索 ……………… 040
感染臓器の検索なくして原因微生物の予想なし ……………………… 040
抗菌薬は感染臓器によって変わり得る ………………………………… 044

要素3　原因微生物の推定 …………… 048
微生物学的診断を妥協してはならない理由 …………………………… 048
血液培養 ①　陰性を喜ぶ検査です ……………………………………… 052
血液培養 ②　採取のお作法を確認しておこう ………………………… 056
黄色ブドウ球菌 ①　よく出会うからと侮るなかれ …………………… 061
黄色ブドウ球菌 ②　SAB のマネジメントはとにかくキッチリ ……… 064
緑膿菌 ①　どこにでもいるブドウ糖非発酵菌 ………………………… 067
緑膿菌 ②　特別扱いが必要な理由 ……………………………………… 070
緑膿菌 ③「緑膿菌カバー」に気を取られすぎない ……………………075

4

要素4　抗微生物薬の選択 ⋯⋯⋯⋯⋯⋯⋯⋯⋯⋯⋯⋯⋯⋯ 080

抗菌薬は「決める」のではなく「決まる」⋯⋯⋯⋯⋯⋯⋯⋯ 080

最適な治療薬を選ぶための3ステップ ⋯⋯⋯⋯⋯⋯⋯⋯ 083

薬剤感受性検査結果は「共通言語」⋯⋯⋯⋯⋯⋯⋯⋯⋯⋯ 088

「SなのにSじゃない」一体なぜ？ ⋯⋯⋯⋯⋯⋯⋯⋯⋯⋯ 091

S、I、RにSDDってどういう意味？ ⋯⋯⋯⋯⋯⋯⋯⋯⋯ 096

MICの正しい使い方 ⋯⋯⋯⋯⋯⋯⋯⋯⋯⋯⋯⋯⋯⋯⋯⋯ 099

要素5　治療経過の予想・推定 ⋯⋯⋯⋯⋯⋯⋯⋯⋯⋯⋯⋯ 104

治療効果を「目視」せよ ⋯⋯⋯⋯⋯⋯⋯⋯⋯⋯⋯⋯⋯⋯ 104

経過観察でも感染症の「原因」を意識 ⋯⋯⋯⋯⋯⋯⋯⋯ 106

第Ⅲ章 「5つの要素」実践編 ⋯⋯⋯ 113

症例問題 ⋯⋯⋯⋯⋯⋯⋯⋯⋯⋯⋯⋯⋯⋯⋯⋯⋯⋯⋯⋯ 114

その1　「肺炎」だけで終わらせない ⋯⋯⋯⋯⋯⋯⋯⋯ 114

その2　困難は細かく分割し評価せよ ⋯⋯⋯⋯⋯⋯⋯⋯ 124

その3　膝の異物にご用心 ⋯⋯⋯⋯⋯⋯⋯⋯⋯⋯⋯⋯ 134

その4　レベルはいいから物理で殴れ ⋯⋯⋯⋯⋯⋯⋯⋯ 142

マイナートラブルシューティング ⋯⋯⋯⋯⋯⋯⋯⋯⋯⋯ 148

Q1　CRP上昇＝抗菌薬を投与すべき？ ⋯⋯⋯⋯⋯⋯⋯ 148

Q2　抗菌薬は何に溶かせばいい？ ⋯⋯⋯⋯⋯⋯⋯⋯⋯ 152

Q3　軽症なら抗菌薬を減らしていい？ ⋯⋯⋯⋯⋯⋯⋯ 156

Q4　抗菌薬の投与設計、カルテ記載時の注意点は？ ⋯⋯⋯⋯ 161

Q5　治療開始後も培養検査って必要？ ⋯⋯⋯⋯⋯⋯⋯ 164

Q6　血培ボトルの供給不足、どう対応？ ⋯⋯⋯⋯⋯⋯ 168

Q7　感染症って、どう勉強したらいい？ ⋯⋯⋯⋯⋯⋯ 174

おわりに ⋯⋯⋯⋯⋯⋯⋯⋯⋯⋯⋯⋯⋯⋯⋯⋯⋯⋯⋯⋯ 177

索引 ⋯⋯⋯⋯⋯⋯⋯⋯⋯⋯⋯⋯⋯⋯⋯⋯⋯⋯⋯⋯⋯⋯ 178

第Ⅰ章

感染症診療の
「5つの要素」

「理論」をなぞれば
感染症診療は楽になる

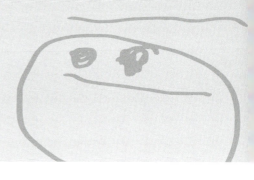

　僕がインターネットの世界に入り込んだ2000年代初頭、時はまさにテキストサイト最盛期で、平凡な日常をいかにポップでコミカル、そしてファンシーに表現するかであまたのウェブサイトがシノギを削っていました。当時はブログなんてハイカラなものはなく、FC2WEBやYahoo!ジオシティーズなんか（あとInfoseekがやっているものもあったな）の無料ホームページスペースを使ったり、有償でサーバーを借りたりして、自分のコトバをhtmlでつづり、全世界に発信していたのです。

　その中で、とあるテキストサイトが僕にカルチャーショックをもたらしました。「シンイチ」氏によって運営されていた「Eヨ言己（"にっっき"と発音）」というウェブサイト。黒い背景に明朝体、強調したいことは赤文字、大フォントで全体通して改行多め、という当時のテキストサイト界隈のトレンドをしっかりと押さえた構成で、その軽妙な語り口は顔も本名も何も知らない一般男性の取るに足らない日常を魔法のように面白く、興味深く感じさせ、読む者（というか僕）をたちまち虜にしました。

　これに触発された僕は何をとち狂ったか、同じクラスのネットに強いお友達だった石原くんに「ホームページビルダー」なるPCソフトを教えてもらい、テキストサイトのまねごとを始めたのです。「自分でも同じようなテキストが書けるのではないか（昔から作文は得意だったし）」とか「ネットの人気者になれるのでは」とか、思って。若かったですね。

　しかしうまくいかないんです、これが。自分で書いても全然面白くない。いや、正確には自分では面白いと思っていても、およそPV（ページビュー）が伸びない。自分もシンイチ氏と同じ一般男性のはずなのに。おかしいな。

　僕はこのとき、コンテンツのつまらなさや内輪感もさることながら、誰かの模倣や二番煎じでポジションを確立するには、相当の才能と努力と根気（と時にお金）がいるのだ、と幼いながらに気付きました。そして誓ったのです。一生、人に見せる文章は書かないぞ、と。

　……それから20年。今回こうして人に読んでもらう文章を書くチャンスを得ました。めちゃくちゃ悩んだフリをして二つ返事で快諾しましたが、後悔のないように、また多くの読者の皆様にお役立ていただけるように、当時の自分の屍を越える思いで奮戦、力闘した次第です。

感染症診療には、先人たちが築いた普遍的な「理論」がある

　前置きが長くなりました。改めまして、髙野哲史（たかの あきふみ）と申します。

　多くの臨床医の皆様にとって、感染症診療は避けては通り難いものだと思います。急性腎盂腎炎、誤嚥性肺炎のようないわゆるcommon disease、外科医のカタキの代表格、手術部位感染症（surgical site infection；SSI）、外来だけをやる診療所の先生方も、膀胱炎や市中肺炎、中耳炎などなど、感染症を扱わない臨床医を見つける方が難しいでしょう。

　この感染症診療を

（1）どうしたらよりシンプルに、かつ合理的に進めることができるか
（2）感染症診療のどこでつまずきやすいのか、何がひっかかるのか

に焦点を当て、僕自身がよく投げかけられる質問や遭遇しがちなケースを取り上げつつ、「若手感染症科医師」の視点でポップでコミカル、そしてファンシーに解説していければと思っています。

　ところで、皆様は「感染症はどういうふうに診療すればいいですか？」と質問されたとき、どのようにお答えになりますか？「解熱するまで何かしら抗菌薬を投与する」、それとも「白血球数やCRPが正常範囲に収まるまで、いつも使っている抗菌薬を投与する」、あるいは「どんな状況であろうと〇〇という抗菌薬を2週間投与すると決めている」など、色々なお答えがあるだろうと予想します。

　長らく、本邦には満足に臨床感染症を学ぶことができるツールがないと言われてきました。エライ先生が独学・我流で確立された伝統ある診療スキームを一子相伝で継承していた、なんてこともあるのではと思います。でも、最も合理的な感染症診療の方法を学ぶ機会も、教材も何もなく、上席医師に教えを請う他なかったワケですから、当然誰が悪いということを言うつもりは毛頭ありませんし、責めることもできません。

　その時代からはや数十年。何を隠そう僕自身は令和に入ってから感染症診療を学び始めた広義の令和ベビーです（?）が、僕が業界に入った時点で上記のような惨状は最早見る影もなく、青木眞先生の『レジデントのための感染症診療マニュアル』（医学書院）をはじめとして、臨床感染症を学ぶのに十分すぎるくらいの数の書籍やウェブコンテンツが入手可能でした。そして令和も今や6年となり、臨床感染症を学ぶ手段は簡単に入手できるのです。

そんな中、なぜこうして筆を執ったのでしょうか。臨床感染症を学ぶコンテンツが豊富にある今だからこそ、気軽に、実家に帰るくらいの気持ちで、基本の「理論」に戻ってこられる場所を作りたいと考えたからです。感染症診療には、先人たちが長い時間をかけて確立した、そして100年後も200年後も恐らく揺るがない「理論」があります。その「理論」を感染症と対峙する度にただシンプルになぞっていくだけで、感染症診療は非常に楽になるのです。話がファンシー方向に脱線していくこともあるかもしれませんが、気持ちはこの「理論」に全振りの構えでいきたいと思います。

より適切な感染症診療のための「5つの要素」

　僕、「ラーメン二郎」が大好きなんですよ。

　初めて店を訪れたのは大学1年生のときだったかなあ。僕が通っていた日本医科大学は当時、川崎市中原区に教養課程のキャンパスがあり（今はなくなってしまいました）、近隣に住んでいたのですが、友人の一人に「横浜にウマイ二郎があるぞ」と言われ、付いて行ったのが最初の出会いだったと記憶しています。そう、フリークの中では言わずと知れた横浜関内店ですね。僕は昔からラーメンが好きで、「家系」とか「博多豚骨」とかは食べた経験があったのですが、友人に誘われるその日まで「二郎」が何か知らなかったので、ただ流れに身を任せて行ってみることに。

　ご存じの方もいらっしゃるかもしれませんが、横浜関内店は行列の長さも有名で、店内に入るまで随分並んだと記憶しています。夏の暑い日だったのでこれまたキツく、誘ってくれた友人に幾度となく「まだか、まだか」と言って急かしました。やっとの思いで入店し、自分の目の前に置かれたラーメンを見てびっくり仰天。うずたかく盛られたヤサイ、その山をさらに盛り上げる、丼に詰め込まれた麺。切り方を間違えたかな？　と思わずにいられない"どでん"と肉厚な豚、成人男性が食べるとしても見合わない大盛りのそれにコーフンを抑えられませんでした。見た目もさることながら味もまたコーフンで、丼の片隅に鎮座するニンニクが豚と香味野菜のうま味の溶け込んだスープをより引き立てて──。

　すみません、冒頭から話をあさっての方向に広げすぎました。お伝えしたかったのは、僕が足しげく通うラーメン二郎は、麺・ヤサイ・豚・スープ・時にニンニク、そのどれが欠けても成り立たない、全てが必要不可欠な要素なのだ、ということです。三位一体ならぬ「五」位一体！

　で、これを感染症診療の話につなげていくのですが……。

どれが欠けても成り立たない「5つの要素」

　感染症診療には確固たる「理論」がある、と前項で申し上げました。本書ではまず、これをなぞるための「5つの要素」を解説していきます。まずはこちらをご覧ください（図1.1）。

> **より適切な感染症診療のための5つの要素**
>
> 患者背景・経過の把握
>
> 感染臓器の検索
>
> 原因微生物の推定
>
> 抗微生物薬の選択
>
> 治療経過の予想・推定

図1.1　より適切な感染症診療のための5つの要素

で〜ん。これです。これが感染症業界でいうところの麺・ヤサイ・豚・スープ・ニンニクなのです。どれが欠けても成り立たないわけです。

「こんなのいつもやってるよ！ 知ってるよ！」という方は、この本をそっと閉じて棚に戻していただくか、お知り合いに譲るかして、この先を読むはずの時間を別のもっとステキな本を読む時間に充てていただいて──嘘です。全部読んでください。

この5つの要素が、まさに10年後も20年後も100年後も、恒久的に変わらないであろう感染症診療の「理論」の骨格です。感染症に一切関わらない方を除いては、身につけておいて絶対に損はないです。保証します。

その感染症診療は自己流ではないか

感染症診療のゴールを「抗菌薬を投与すること」と考えている方を時々お見かけします。当然そこには抗菌薬を選択するまでのプロセスや、投与した後に行うマネジメントの検討はなく、「発熱・白血球数増加・CRP上昇」→「何らかの感染症だろう！ 抗菌薬！」と、ほとんど脊髄反射になっていると言えるかもしれません。

さらにこの脊髄反射的になされるマネジメントは、しばしばうまくいってしまいます。恐らく、このような場合に持ち出される抗菌薬が往々にして広域スペクトラムだから、ということも大いに手伝ってのことでしょう。こうして処方医は「とりあえず広域スペクトラムの抗菌薬を出しときゃ感染症は何とかなる」という手応えをつかみ、やがて「自己流」の感染症診療が生まれ、それが後輩医師へ伝承され……。

しかし、この「自己流」の感染症診療の成功の裏には、結構な数の失敗が潜在していると推測します。タイムマシンでもあれば、「自己流でやったとき」のアウトカムと「自己流でやらなかったとき」のアウトカムの直接比較ができるのでしょうが、基本的に僕たちは、目の前の一人の患者に対して自分のやった診療で得られたアウトカムを直視する他ありません。リアルタイムで、その患者にベストな治療を提供することこそが使命なのです。責任重大だ、これは。

具体的な例をお示しします。僕が今よりもっと若かったときに、某診療科の上席医が「感染症の患者に抗菌薬を投与しても、良くなる人は良くなるし、助からない人は助からない」といった旨の発言をよくしていたのです。当時の僕は「はえ〜この先生は達観していらっしゃるんだなあ〜、カッケ〜」と感じていましたが、今になって振り返ってみると、この発言の正しさは50％くらいだなと思います。

確かに、先ほど提示した5つの要素を忠実に検討した上での、ちゃんとした感染症診療が行われてもうまくいかない患者がいることは僕も承知しています。でも、もし「自称」ちゃんとした診療によってうまくいかない患者がいたら、それはこの上なく気の毒なことです。それより良い方法が存在したかもしれないし、もしかしたらその患者は助かったかもしれないと思うと。

要するに、「これまでの診療なら救命できる確率が60％だったところ、先ほどの5つの要素をしっかり検討することで80％に引き上げることができるとしたら、やりますか？　やりませんか？」という話です。

この上席医は、研鑽を積んでこられた環境の影響でしょう、「抗菌薬の種類や患者の状況によらず、抗菌薬は1日2回投与するものだ」という考えをお持ちでした。当然、そんなことはどの教科書にも書かれていません。でも確かにそうと決めておけば、感染症症例に対峙した際に悩まなくて済みますし、周りには一見、スマートな診療に映るかもしれませんよね。その医師の本棚には、旧版の青木眞先生著『レジデントのための感染症診療マニュアル 第2版』（医学書院、2008）がありました※。ま、専門外領域のアップデートなんてきっとこんなモンです。僕だって当時は「カッケ〜」と思っていたわけで、人のことを言えた立場ではありません。

※ 前項でも触れた本邦の感染症診療のバイブルです。なお当時、第2版が発行されてから約10年が経過していました。

さて、第Ⅱ章では、こうした自己流の診療ではなく、理論に基づいた診療を行うために必須な「5つの要素」を順に解説していきます。

……で、髙野先生、この5つの要素をラーメン二郎になぞらえるために、あんなに長い前置きを用意したんですか？

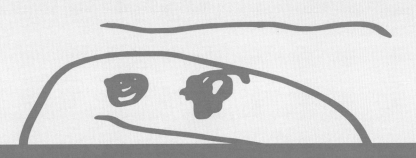

第Ⅱ章
「5つの要素」理論編

要素1 患者背景・経過の把握

原因微生物の候補は患者背景で大いに変わる

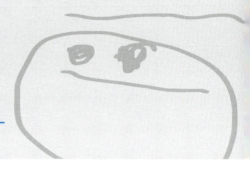

　やぶから棒ですが、仮に先生方が今20歳代、30歳代くらいで、「恋人を探している」とするじゃないですか。昨今はマッチングアプリに婚活パーティーに、恋人探しの方法が多彩になり……という話は置いておきまして。目の前にこんな人が現れたらどうでしょう。

　容姿端麗、頭脳明晰。料理・掃除・洗濯・裁縫・ちょっとしたDIYなどハウスキーピングのスキルが卓越。勤勉で気配りもできて子どもも大好き。日本語・英語・フランス語のトリリンガル。人当たりが良いため友人も多く、趣味も豊富。誰もが認める一流大学卒で現在は高収入だが、結婚後は仕事を柔軟にセーブすることも視野に入れ、自分の稼ぎは得ながらも手に手を取り合って生活を充実させてくれる。

　あ、実際にこんな人にはそうそう出会えないと思いますし、恋人の条件を必要以上に厳しく設定するのはやめましょうね（うるさいな。余計なお世話だ）。

　で、で、どうですか？ 魅力的でしょ？ 恐らく周囲の誰もが羨むパートナーになるんじゃないかと思います。ここまでの情報だけなら。

　では、もしこの人が68歳だったら。実は既婚で、それを隠してあなたの前に現れたとしたら。自分が万が一に怒らせてしまったときに刃物を振り回すような"アブナイ人"だったら……？

　こんな場合は恋愛対象から外れるかもしれませんよね。年齢に関しては、まさに68歳で結婚したザ・ドリフターズの加トちゃんのケースがあるから何とも言えないかもしれませんけど。ともあれ、恋愛においては相手の「背景情報」によって評価がガラッと変わり、たった1つの情報だけでも全く異なる結論が導き出される可能性があるわけです。

　こと感染症診療においても、患者の「背景情報」は治療マネジメントを検討するに当たり非常に重要なファクターです。というわけで、本節では感染症診療の「5つの要素」のうち「患者背景・経過の把握」を見ていきます。患者背景を把握しておくことは、どういうときに効果を発揮するのでしょうか。

患者背景は原因微生物の推定に不可欠

1つ、症例をご提示します。

> 発熱、咳嗽、呼吸困難で来院した男性。呼吸数の増加やSpO$_2$の低下を伴っており、臨床的に肺炎を疑う。

では、原因微生物を推定した上で、この患者の治療方針を決めてください。……と言われても、きっと決められませんよね。それではこれならどうでしょう。

> 発熱、咳嗽、呼吸困難で来院した**30歳代**男性。呼吸数の増加やSpO$_2$の低下を伴っており、臨床的に肺炎を疑う。

年齢の情報が増えました。このくらいの情報があれば、多少は肺炎の原因を推定できるかもしれません。市中肺炎（community-acquired pneumonia；CAP）であれば、

・肺炎球菌（*Streptococcus pneumoniae*）
・インフルエンザ桿菌（*Haemophilus influenzae*）
・モラキセラ・カタラーリス（*Moraxella catarrhalis*）

のような一般細菌と、

・肺炎マイコプラズマ（*Mycoplasma pneumoniae*）

あたりが思い浮かべば及第点です。さらに情報を増やしてみましょう。

> **3カ月前からの**発熱、咳嗽、呼吸困難で来院した30歳代男性。呼吸数の増加やSpO$_2$の低下を伴っており、臨床的に肺炎を疑う。

経過の情報が加わりました。3カ月前からとなると、これまでに挙がった微生物もさることながら、結核菌（*Mycobacterium tuberculosis*）が原因微生物である可能性も考慮せざるを得ません。最後にもう1つ。

> 3カ月前からの発熱、咳嗽、呼吸困難で来院した、**未治療のHIV感染症がある**30歳代男性。呼吸数の増加やSpO$_2$の低下を伴っており、臨床的に肺炎を疑う。

こうなるといかがですか。先ほどまでに挙がった原因微生物に加えて、ニューモシスチス・イロベチイ（*Pneumocystis jirovecii*）やサイトメガロウイルス、そのほかにもノカルジア属（*Nocardia* spp.）や黄色ブドウ球菌（*Staphylococcus aureus*）、クリプトコッカス属（*Cryptococcus* spp.）など、肺炎の原因微生物としてはそうそうお目にかからない微生物による肺炎も鑑別に入ってきます。

　このように、患者の置かれている状況（年齢、外来／入院のセッティングなど）や病状経過、免疫学的ステータス、愛玩動物の飼育歴、海外渡航歴や環境曝露歴（土壌や淡水など）エトセトラ、エトセトラ……を適切に聴取することで、血液検査や微生物学的検査（グラム染色や培養検査）をするより前に、微生物学的診断をどんどん進めることができるのです。

　詳しくはp.80から解説しますが、微生物学的診断が前に進めば、投与すべき抗菌薬がおのずと決まってきます。決まらないにしても、絞られるはずです。これは臨床上の明らかに大きなメリットであり、その後のマネジメントに大きな好影響を及ぼします。患者の主訴や症状に当てはまる鑑別疾患を頭に浮かべつつ、（微生物学的）診断に結びつけたり、実施する検査項目を検討したりする材料になる情報を集めていくように心がけましょう。本当に役立つ情報を、患者が都合よく自分から告げてくれるとは限りません。まずは、

患者背景が違えば原因微生物も違う
原因微生物が違えば選択する抗菌薬も違う

ということを感覚的に分かっていただければOKです。

原因微生物の推定に大きく関わる「免疫不全」

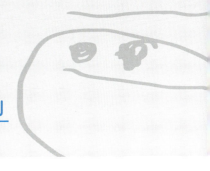

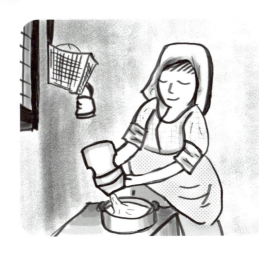

　本項からは、「患者背景・経過の把握」の超重要ポイントである「免疫不全」についてミニマムにまとめていきたいと思います。

　まだ新型コロナウイルス感染症（COVID-19）の闇が世界を覆っていなかった2019年、俳優の大泉洋氏らが「手洗い、うーがい、ヤクルト♪」と奇妙な歌を口ずさむヤクルトのCMが放映されていました。

　当時は「手洗い、うがい、ヤクルト」ってなんだ？ ヤクルトで手でも洗うのか？ などと思ったりしましたが、今ではソフトドリンクコーナーに行けばペットボトルのラベルに「免疫ケア」の文字、ネットサーフィンをすれば「免疫力アップ」をうたうサプリの広告――。2020年以降の"コロナ禍"で勢いを増した感はあるものの、それ以前から「免疫」という単語は市民権を得て、広く認知されていたと思われます。

　ここで質問です。**免疫不全って何ですか？**

　臨床ではそれなりにお目にかかる用語ですし、「この患者は免疫不全だから〜」といった発言も病棟でしばしば耳にします。こと感染症領域においては、免疫不全とは切っても切れない腐れ縁でして、免疫不全の有無で治療方針が大きく変わることもままあります。

で、免疫不全って何でしょうか？ 有史以来長らく研究されているテーマだと思いますが、いまだに研究途中で結論の出ていないところも多く、少なくとも僕はこれをクリアカットに説明できません。「免疫不全というのは免疫が不全状態だということ。なぜなら免疫が不全の状態だから」……かつての環境大臣かな？

微生物学的診断と「免疫不全」

「感染症と免疫不全は腐れ縁」と先述しました。この最たる理由は、免疫不全は原因微生物の推定に多大な影響を与えるためです。前項で挙げた例を振り返ってみましょう。

市中肺炎が疑われる30歳代男性を見たとき、一般的な原因微生物として「肺炎球菌、インフルエンザ桿菌、モラキセラ・カタラーリス、肺炎マイコプラズマ」が考慮されるのでした。

この患者に未治療のHIV感染症があったらニューモシスチス・イロベチイも鑑別に加わると説明しましたが、もしこの患者に特発性器質化肺炎（cryptogenic organizing pneumonia；COP）があるなど、数カ月にわたって連日ステロイドを内服していた場合も同様にニューモシスチス・イロベチイの可能性を考えなくてはいけません。

もっとも、ST合剤（スルファメトキサゾール・トリメトプリム）の内服による予防を指示されている患者を見かけることも珍しくありません。適切に予防されていれば、鑑別除外も可能です。

ニューモシスチス肺炎（*Pneumocystis jirovecii* pneumonia；PJP）を疑った際は、喀痰検査や気管支肺胞洗浄液（bronchoalveolar lavage fluid；BALF）の核酸増幅法検査、補助診断としてβ-D-グルカンの測定を行いましょう。診断がつけば、第一選択薬はST合剤です。呼吸不全を伴う場合はプレドニゾロンも併用して治療を行います。

打って変わって、この患者に気管支拡張症があった場合。上記の市中肺炎の原因微生物のうち、肺炎球菌が原因微生物である可能性が下がることが知られています。その一方で、緑膿菌（*Pseudomonas aeruginosa*）や黄色ブドウ球菌が推定原因微生物に入ってきます。こうなると、治療薬選択に与える影響はかなり大きいと言わざるを得ません。

——といった具合で、**患者の免疫不全の有無やそのタイプによって、頭に浮かべる微生物が大きく変わってくる**のです。大体ここまで、OKですか？

原因微生物の推定に大きく関わる「免疫不全」

```
免疫不全の4つのカテゴリ

正常解剖構造の異常
細胞性免疫障害
液性免疫障害
好中球減少状態
```

図2.1 免疫不全の4つのカテゴリ

免疫不全はとりあえず4つに分ける

免疫不全かどうかや、その質で原因微生物が変わってくることはご理解いただけたと思います。しかし、ざっくり「免疫不全だ」と意識しているだけで微生物の情報がもたらされるわけではないので、これを便宜的に4つのカテゴリに分けてみましょう。ちょうどこんな具合に（図2.1）。

こうして分類すると、それぞれのカテゴリで感染症を起こしやすい特定の微生物のグループを浮かび上がらせることができます。すなわち、免疫不全を「基礎疾患や既往歴、体内に挿入しているデバイス」といった情報から4つのカテゴリに分類することで、原因微生物を推定するための強力なヒントを得られるのです。

例えば、先述した肺炎のケースだと、ステロイドの長期投与は主に細胞性免疫障害を惹起し、ニューモシスチス・イロベチイをはじめとした特定のグループの微生物に感染しやすくなります。他方、気管支拡張症はその名の通り正常解剖構造の異常に該当。緑膿菌（特にムコイド型）の定着を許し、しばしば難治性の肺炎を呈します。

こんな具合に免疫不全をカテゴライズして整理しておくと、診断学上とっても強力な武器になります。次項から、感染症診療を行う上で頭に入れておくべき免疫不全をカテゴリごとに紹介していきますので、バチコリ整理しておきましょう。

皮膚だけじゃない、正常解剖構造の異常

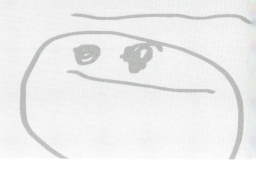

　多感な中学生時代を過ごしていた僕は、持って生まれたクセ毛の調子が悪いと学校を休んでしまうほど、周囲の目を気にしていました。ところが、30歳を超えた今となっては、髪形はおろか着るものにも頓着しなくなってきています。夏は半袖Tシャツ＋短パン＋サンダル、冬はフーディー＋スウェットパンツ＋ハイカットのスニーカーと決め、もはや新しいコーディネートを考えることすらやめてしまいました。お金もかからないから、いいんだよな……。

　この境地に至るまでの過渡期には、ストリート系に流れたり、ジャケットコーデしかやらなくなったり、（恥ずかしいほどに）色々やったのですが、その中にジーンズに凝った時期がありました。で、ジーンズってしばらく穿いていると決まって股のところに穴が開くんですよ。どんなジーンズを穿いていても、です。

　「あれ〜おかしいな〜怖いな〜」などと夏の怪談話でおなじみのおじさんよろしく不思議に思っていたのですが、そのうちジーンズファッションも卒業し、ほとんど穿かなくなってしまいました。ジーンズもなんだかんだ高価なものは高価だし、股に穴が開くとさすがに穿くのはちょっと、となりますし。

　時は流れて2023年。X（旧Twitter。いずれ名称は戻るんじゃないかと思っていましたが……）で、ジーンズの股に穴が開くと打ち明けたところ、フォロワーの方から「それは『デブ穴』で、太っている人にしか開かない」と教えていただき、そのとき初めて自分が太っている可能性を自覚させられました。

　いやいや、これまでの人生で、BMIが25を超えたことなんかないぞ。僕は太ってなんかいない。穴が開くジーンズが悪い。物価が高騰しているし、コスト削減で素材の質を下げているのかも。

　さて、本項ではそんな穴が開いたジーンズの話、ではなく、人体の臓器に穴が開いたり、詰まったりしたらどういうことが起こるか？　という話をします。そう、免疫不全のひとつ、「正常解剖構造の異常」の話です。……この前フリ、いる？

意外とよくある「脆弱化」

「正常解剖構造の異常」と聞いたとき、アトピー性皮膚炎を思い浮かべる方もいるかもしれません。アトピー性皮膚炎は比較的ありふれており、臨床の現場でもよく目にします。「あっ、そうなんですね〜」と流されがちな基礎疾患ですが、そのコントロールが良いか悪いかは感染症診療において非常に重要です。やはり、ベッドサイドで得られる情報に勝るものはないですね。正常でない皮膚のバリア機構には限界があります。例えば、コントロール不良なアトピー性皮膚炎によって黄色ブドウ球菌の侵入を許し、感染症を引き起こすことも珍しくありません。

この「正常解剖構造の異常」は、必ずしも皮膚に限った話ではありません。ざっくり「微生物の侵入経路があり、臓器と臓器を結ぶ**非生理的な**ルートが存在すれば、あるいは微生物の定着を許しやすい構造（人工物など）があれば、あらぬ臓器であらぬ微生物が感染症を引き起こす」と理解しておいてください。

全てを解説するのは困難ですので、代表的な異常とそれによって起こり得る事象に絞ってまとめてみました（表2.1）。

例えば、大腸穿孔などで大腸と腹腔が通じてしまうと、大腸に存在する腸内細菌目細菌やバクテロイデス（*Bacteroides*）属などの嫌気性菌によって二次性腹膜炎や腹腔内膿瘍が起こり得ます。先天性胆道閉鎖症があれば、一般的には珍しい小児の胆道感染症が想起されますし、脳室腹腔（VP）シャントによって臓器と中枢神経がつながっているケースでは、腸内細菌目細菌が中枢神経感染症を起こすことがあります。穴が開いていたり、管が詰まっていたり、（時に人為的に、やむを得ず）非生理的な交通があったりする場合、これらは総じてれっきとした「正常解剖構造の異常」、立派な免疫障害なのです。

末梢静脈路（末梢ルート）ひとつとっても、立派な「正常解剖構造の異常」です。皮膚と血管が交通している上、微生物が定着しやすい人工物を留置するわけですから、皮膚に常在する表皮ブドウ球菌（*Staphylococcus epidermidis*）や黄色ブドウ球菌（後者は厳密には通過菌で常在はしませんが）が血管内に入り込んでしまいかねないことは、容易にイメージできると思います。

僕たちは毎日のように末梢ルートを取りますが、あれは末梢ルートを確保することで生まれるメリットとデメリットを天秤にかけ、メリットがより大きいから実施している、という体（てい）なのです。今日からは「自分は今、患者を免疫障害にさらそうとしている……ッッ！！！」と思いながら末梢ルートを確保しましょうね（やりすぎか）。

表2.1 代表的な正常解剖構造の異常とそれによって起こり得る事象

原因となる疾患・医行為		起こり得る事象
疾患	外傷	皮膚・軟部組織感染症、関節炎、骨髄炎
	熱傷	皮膚・軟部組織感染症 (特に緑膿菌 [*Pseudomonas aeruginosa*])
	褥瘡	褥瘡感染
	内因性の皮膚疾患 (アトピー性皮膚炎など)	皮膚・軟部組織感染症、フォーカス不明のSAB*
	管腔臓器の穿通・穿孔 (主に腸管)	二次性腹膜炎、腹腔内膿瘍
	管腔臓器の通過障害・閉塞	
	・腸閉塞 ・肺癌による気管支閉塞 ・先天性胆道閉鎖症による胆管閉塞	菌血症、腹膜炎 閉塞性肺炎 小児の胆道感染症
医行為	血管内留置カテーテル (末梢静脈、中心静脈を問わない)	CRBSI**、ペースメーカー感染など
	尿道留置カテーテル	CAUTI***
	外科手術	手術部位感染症
	本来交通のない臓器同士の連結	
	・脳室腹腔シャント (脳室 - 腹腔) ・回腸導管 (腎 - 回腸)	髄膜炎 (特に緑膿菌・腸内細菌目細菌) 尿路感染症 (特に嫌気性菌)
	埋め込み型デバイス (人工関節など)	デバイス感染 (人工関節感染症など)
	化学療法などによる口腔粘膜障害	菌血症 (ストレプトコッカス・オラリス [*Streptococcus oralis*] などの常在菌)

* *Staphylococcus aureus* bacteremia ; 黄色ブドウ球菌菌血症
** catheter-related bloodstream infection ; カテーテル関連血流感染症
*** catheter-associated urinary tract infection ; カテーテル関連尿路感染症

　正常解剖構造の異常による免疫不全を考えるとき、腸内細菌目細菌、コアグラーゼ陰性ブドウ球菌（CNS）、黄色ブドウ球菌あたりが特に重要です。中でも黄色ブドウ球菌は、アトピー性皮膚炎にしても、ケガにしても、手術部位にしても、末梢ルートをはじめとするデバイスにしても、褥瘡にしても、何かとイヤラシク絡んできます。「原因微生物の推定」のところで詳しく解説しますが、本当にタチが悪いんです、コイツ。

「免疫不全」にビビりすぎない

　ということで、免疫不全シリーズの一発目でした。

　免疫不全はビビって然るべき状態ではあって、より広域スペクトラムの抗菌薬を持ち出したり、治療期間を延長したりするのが妥当だと考えられるケースも多々遭遇します。ただ、しっかり整理整頓して納得した上でそうするのと、「免疫不全だ！」と大騒ぎして広域抗菌薬をバカスカ濫用するのとはやっぱり違います。

繰り返しになりますが、感染症と免疫不全は腐れ縁です。免疫不全にビビりすぎることなく、しっかり理解した上で治療を選択できるように学びを進めていただければ、と思っています。

ちなみに、ジーンズも穴が開いていて良いことは一切ありません。バイ菌こそ入ってきませんが、電車なんかで座ってるときに風が通ってスースーするんです。

気付くことが重要、細胞性免疫障害

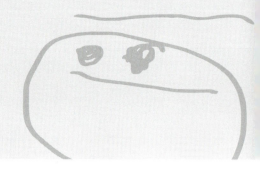

　細胞性免疫障害の仕組みは難解で、T細胞が感染宿主細胞を認識・破壊するプロセスや、B細胞が抗体を産生するためのプロセスのどこかに問題が生じることで起こります。このあたりを詳しく知りたい方は、免疫学の教科書を読んでみてください。

　お察しの通り、僕にも全容を説明するのは困難ですので、本項では細胞性免疫障害の情報を、とりあえず臨床で使えるようにするために、「**細胞性免疫障害に陥る原因**」と「**細胞性免疫障害に寄ってくる微生物**」に絞って話を進めていきますぞ。

細胞性免疫障害を想起したい患者背景は？

　細胞性免疫障害を来す原因は多岐にわたり、それにより生じる障害の程度も様々です。その中で、よく出会うケースに絞ってご紹介しましょう。こんな感じ（**表2.2**）。

　少々ざっくりしていますが、まずはこれらに該当する患者を診療する際に、細胞性免疫障

表2.2　細胞性免疫障害を来す原因の例

疾患	慢性腎臓病
	糖尿病
	全身性エリテマトーデス（SLE）
	HIV感染/AIDS
	悪性リンパ腫
医行為	ステロイド長期投与
	免疫抑制薬投与（特に**長期・大量**）
	・シクロホスファミド ・シクロスポリン ・タクロリムス ・TNF-α阻害薬 ・ミコフェノール酸モフェチル ・アザチオプリン ・メトトレキサート
	抗癌化学療法
	同種造血幹細胞移植

害が想起できればOK。認識することが重要です。非専門領域や興味のない領域の勉強全般に言えることだと思いますが、細かい内容を暗記するのが難しければ「何がどこに書いてあるか」を覚えておいて、必要なときに参照できるようにしておくことをお勧めします。「アレ?」と思ったらここに戻ってきてください。

　原因となる医行為の中で、ステロイド投与はよく出会う割に、臨床的に細胞性免疫障害として対応が必要となるタイミングにコンセンサスがありません。古今東西のエキスパートたちがそれぞれ良かれと思うようにやってきているところがあります。正解も不正解も（今のところは）ないはずなので、まずは信頼できる指導医のやり方をまねるのがいいと思います。

　近年では、ステロイドの1回投与量に加え、投与期間と累積投与量が重要視されつつあり、おおよそ

20mg/日相当を3週間以上投与、または累積400mg以上（いずれもプレドニゾロン換算）

が、細胞性免疫障害を予測するひとつの基準として認知されています。でも待てよ、体重40kgの人と体重80kgの人の20mg/日ってだいぶ違うよな……ということで、僕自身は

> 0.5mg/kg/日相当を3週間以上投与、または累積400mg以上
> （いずれもプレドニゾロン換算）

をチェックポイントにして、細胞性免疫障害を意識するようにしています。

　思い出すのは2021年の夏、新型コロナウイルス（SARS-CoV-2）の中でも文字通り最凶最悪だったデルタ株が広がりまくっていた時期のこと。中等症II以上（＝SpO_2 93％以下で酸素投与を要する）だった結構な数の患者さんに、デキサメタゾン※を投与しました。この場合のステロイド投与について、当時最も信頼できるエビデンスがあったのが「デキサメタゾン6mg/日、10日間」というものです。厳密には累積投与量が先ほどのチェックポイントに引っかかりますが、細胞性免疫障害とはみなしませんでした。

※デキサメタゾン1mg力価はプレドニゾロン6～7mg力価に相当

　……このことからも分かるように、ステロイド投与と細胞性免疫障害の関係はアバウトです。当座は、表2.2に該当するようなケースがあれば「細胞性免疫障害があるだろう」と思えるようになりましょう。

表2.3　細胞性免疫障害で特に注意すべき微生物

細胞内寄生菌	L	*Legionella pneumophila*（レジオネラ・ニューモフィラ）
	L	*Listeria monocytogenes*（リステリア・モノサイトゲネス）
	M	*Mycobacterium* spp.（抗酸菌）
	N	*Nocardia* spp.（ノカルジア属）
	S	*Salmonella* spp.（サルモネラ属）
真菌	P	*Pneumocystis jirovecii*（ニューモシスチス・イロベチイ）
	A	*Aspergillus* spp.（アスペルギルス属）
	C	*Candida* spp.（カンジダ属）
	C	*Cryptococcus* spp.（クリプトコッカス属）
※	S	*Staphylococcus aureus*（黄色ブドウ球菌）

※ 細胞内寄生"的"とする場合がある

細胞性免疫障害に寄ってくる微生物

　こちらもババッと整理しちゃいましょう（表2.3）。

　表の上から5種はいわゆる「細胞内寄生菌」に該当し、巷では頭文字を取って「LLMNS」とか「2LMNS」とかで覚えられているようです。あとの真菌＋黄色ブドウ球菌の頭文字がPACCSなので「LLMNS-PACCS（エルエルエムエヌエス・パックス）」とかでいかがでしょうか？ 無理矢理感、否めず……ッツ！！

実は広域、ST合剤の使い方

　ニューモシスチス・イロベチイの感染に対しては、ST合剤での予防方法が確立しています。基本的には、ST合剤をトリメトプリム換算で80mg/日（＝本邦の規格で1日1錠）内服することで、ニューモシスチス肺炎は相当程度予防できることが知られています。ただ、ST合剤は消化管障害や高カリウム血症といった、用量依存性とも考えられている副作用が複数あります。これらが起こってしまった場合には、40mg/日（＝1日0.5錠）にする、月水金曜日のみ80mg/日を内服する、という代替案も提案されています。こうした内服方法でも、少なくともニューモシスチス肺炎の予防には十分だと考えられています。

　ノカルジア症もST合剤で予防が試みられますが、上記の用量では不十分で、160mg/日（＝1日2錠）の内服が推奨されています。しかしこれでも完全な予防は難しく、ST合剤内服中にノカルジア症を発症する、いわゆるbreakthrough infectionが起こることが

あります。しかもこの breakthrough infection は、しばしば ST 合剤に感性のノカルジア によって起こるというのですから、こりゃまた不思議です。カンペキなんてどこにもないっ てことですね。

　ST 合剤は、レジオネラ（*Legionella*）属にも不十分ながら抗菌作用を持ちます。僕は やったことがありませんが、治療難渋例で他剤と併用することがあります。さらにはリステ リア・モノサイトゲネス（*Listeria monocytogenes*）、サルモネラ（*Salmonella*）属、ブド ウ球菌（*Staphylococcus*）属も感性の場合があるので、証明は難しいですが潜在的にこの 「細胞内寄生菌」グループに属する微生物の感染を一部予防してくれている可能性があり ます。ST 合剤って実はメチャクチャ広域スペクトラムなんですよね。すごいぞ、ST 合剤。 でも副作用はなんとかしてくれ。

　繰り返しますが、細胞性免疫障害は、まず「認識すること」が何より重要です。もちろん これは他の免疫不全でも言えることではありますが、特に細胞性免疫障害の場合は鑑別 対象となる微生物の幅がかなり広がります。その中には名前に馴染みのないものも多く含 まれるので、臨床マネジメントに与えるインパクトが大きいと思うのです。やっぱりやはり、 問診や身体診察によって患者が置かれている状況＝患者背景をクリアに映し出す努力は 適切な感染症診療に必要不可欠ってワケ、です。

脾摘後患者に要注意、液性免疫障害

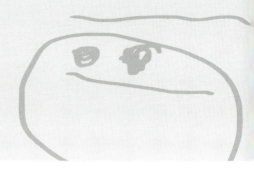

　免疫不全の話ももう半分を過ぎました。おとなり韓国には「시작이 반이다（シジャギパニダ）」ということわざがあります。英語で言うと"Once done is half done."、物事を始めたらもう半分終わったも同然だ、という意味です。先生方が本書を読み始めた時点で、感染症診療の学習は半分終わっていると言っても過言ではないのです。ちなみにワタクシ、韓国語は話せません。

　さて、本項のテーマは液性免疫障害です。液性免疫は主に、(1) B細胞や、それが分化してできる形質細胞が産生する抗体、(2) 血中タンパク質である補体──が担う免疫の総称です。詳しい部分は、ウーン、分からん。勉強したい方は免疫学の教科書をどうぞ。液性免疫障害は何となく地味な印象がありますが、臨床では時に予期しない形で対面することがあるので、ちょっと注意が必要です。今回は症例を見ながら「液性免疫障害」を感染症診療に生かせる情報にしていきましょう。

液性免疫障害を疑う瞬間

　早速、症例です（図2.2）。

```
症例：30歳代男性
主訴：発熱
既往症：▇▇▇▇▇▇▇▇▇▇▇▇▇▇▇▇▇▇▇▇▇
現病歴：来院前日より39℃台の発熱があり救急外来を受診
バイタルサイン：意識レベル清明、血圧109/70mmHg、脈拍数
99/分、呼吸数12/分、体温38.6℃、SpO₂ 99%（室内気）
身体所見：特記すべき所見なし
検査所見（抜粋）：白血球数1万4400/μL、血糖120mg/dL、
CRP1.22mg/dL、胸部X線検査で明らかな異常所見なし
```

図2.2　症例：30歳代男性（その1）

「なぁ〜〜〜んだ先生、こんなのただの急性上気道炎で、このあと僕らが『念のため抗菌薬出しましょうね〜』って言うと、先生に『風邪に抗菌薬出すな、特に経口第3世代セファロスポリンなんか絶対出すな、抗菌薬を出しても二次性細菌性肺炎を予防できるのは4000人に1人だぞ』って鬼の形相で詰められる、って流れでしょ？ 先生も芸がないですね。大仰な前置きカマしてこの程度ですか？ 毎日のようにウイスキーガブガブ飲んで頭が回ってないんじゃないですか？ やれやれ、これだから……」って、やかましいわ。

確かにこの症例、ここまでの情報だと「ちょっとひどめの風邪かな？」でもいいかもしれません。成人で39℃の発熱というのはちょっと珍しい気もしますが、人間、生きていれば風邪をこじらせて高熱を出すことだってあるでしょうし。COVID-19やインフルエンザに罹患すれば、38℃を超える発熱なんてのはザラにあります。

しかし、この症例で注目してほしいのは、あえて伏せた既往症です。これが図2.3のようだったらいかがですか？

ふむ、脾摘後……ここで「ノアアッッッッッッッッ！！！」と思っていただきたい。脾摘を代表とする脾機能不全は、液性免疫障害の最たる例なのです。なんせ、脾摘後重症感染症（overwhelming post-splenectomy infection；OPSI）という疾患カテゴリがあるほどですからね。

このOPSIは、とにかく重症化までの猶予時間が短く、時に数時間の単位で患者を死に至らしめます。問診による患者背景の聴取によって免疫不全の存在をイチ早く認識し、相応の対応＝可及的速やかに抗菌薬の投与を開始する、というのがやっぱり肝要です。

症例：30歳代男性

主訴：発熱

既往症：脾摘後（受診の3年前、スキー事故後の脾損傷のため）

現病歴：来院前日より39℃台の発熱があり救急外来を受診

バイタルサイン：意識レベル清明、血圧109/70mmHg、脈拍数99/分、呼吸数12/分、体温38.6℃、SpO2 99%（室内気）

身体所見：特記すべき所見なし

検査所見（抜粋）：白血球数1万4400/μL、血糖120mg/dL、CRP1.22mg/dL、胸部X線検査で明らかな異常所見なし

図2.3　症例：30歳代男性（その2）

表2.4　液性免疫障害で特に注意すべき微生物

S	*Streptococcus pneumoniae*（肺炎球菌）
N	*Neisseria meningitidis*（髄膜炎菌）
K	*Klebsiella pneumoniae*（クレブシエラ・ニューモニエ）
H	*Haemophilus influenzae*（インフルエンザ桿菌）
S	*Salmonella* Typhi（チフス性サルモネラ）
C	*Capnocytophaga canimorsus*（カプノサイトファーガ・カニモルサス）
C	*Cryptococcus neoformans*（クリプトコッカス・ネオフォルマンス）
P	*Pseudomonas aeruginosa*（緑膿菌）

　そして、液性免疫障害も例に漏れず特定の微生物群による重症感染症を引き起こします。どんな微生物群なのか、見ていきましょう。

液性免疫障害に這い寄る微生物

　早速一覧を出しておきましょう。はい、ドン（表2.4）。

　巷ではこれらの頭文字を取って"Some Nasty Killers Have Some Capsule Protection.（卑劣な殺し屋の中には莢膜に身を隠す奴がいる）"とかって言われるらしいですが、この「頭文字を並べて文章にして暗記する手法」は、大学受験のときから役に立った試しがありません。まあ、これはこれで。これらの微生物群の中に莢膜を持つものがいるという事実が重要です。

　詳細はさておき、「脾臓が豊富に産生する抗体や補体は、莢膜を持つ微生物の感染を防いでいる」と理解しておいてください。ですから、脾臓がなくなったりB細胞系が機能不全に陥ったり、補体の機能が障害されたり……といった液性免疫障害が存在すると、これらの微生物が台頭してくる、ってワケ。

　この微生物群の中でも、やはり肺炎球菌、髄膜炎菌（*Neisseria meningitidis*）、インフルエンザ桿菌は特に意識すべきです。これらは先述したOPSIの主たる原因微生物で、あっという間に患者を死に至らしめますが、ワクチンによって予防できる疾病（vaccine-preventable disease；VPD）の原因でもあります。

　「脾摘をする or した」患者のワクチン接種スケジュールは表2.5の通り。上記3菌種が重要なことは暗記していただきたいですが、当然スケジュールは覚えなくて大丈夫ですよ。

表2.5　脾摘患者のワクチン接種スケジュール

ワクチン	ワクチン接種歴など		スケジュール
肺炎球菌	肺炎球菌ワクチン未接種		① PCV20*を接種　または ② PCV15*を接種し、その8週後以降にPPSV23を接種
	PPSV23**のみ接種		PPSV23の接種1年後以降にPCV20またはPCV15を接種
	PCV13*のみ接種		① PCV13の接種1年後以降にPCV20を接種　または ② PCV13の接種8週後以降にPPSV23を接種し、 　その5年後以降にPCV20またはPPSV23を接種
	PCV13と PPSV23(1回)を接種		①最後の肺炎球菌ワクチンの接種5年後以降にPCV20を接種　または ② PCV13の接種8週間後以降かつPPSV23の接種5年後以降に 　PPSV23を接種、65歳になった時点で接種の推奨を再度確認
	PCV13と PPSV23(2回)を接種		①65歳になった時点で接種の推奨を再度確認　または ②最後の肺炎球菌ワクチン接種5年後以降にPCV20を接種してもよい
髄膜炎菌	2歳以上かつ 髄膜炎菌 ワクチン 未接種	予定脾摘術	術前にMCV4***を接種、以降5年ごとにMCV4を接種
		緊急脾摘術	脾摘術後にMCV4を接種、その8〜12週後以降にMCV4を再接種、 以降5年ごとにMCV4を接種
インフル エンザ 桿菌	–		5歳以上かつHibワクチンを未接種であれば同ワクチンを1回接種

* 20、15、13-valent pneumococcal conjugate vaccine（20、15、13価肺炎球菌結合型ワクチン）
** 23-valent pneumococcal polysaccharide vaccine（23価肺炎球菌莢膜ポリサッカライドワクチン）
*** meningococcal conjugate vaccine（髄膜炎菌結合型ワクチン）

　肺炎球菌ワクチンの接種スケジュールは、PCV15および20の登場により過渡期を迎えています。米国では既にPCV21なんてのも出てきており、以前よりスケジュールは流動的になりそうです。2024年10月時点において、本邦ではまだスケジュールが定まっていないため、米国疾病予防管理センター（Centers for Disease Control and Prevention；CDC）が発表しているワクチンスケジュールを参考までに掲載します。基本的にはこのスケジュールが踏襲されるものと想像されますが、実際の接種にあたっては国内で適用可能なものを随時確認してくださいね。

　僕自身は「脾摘をする or した」患者に対して、いかなる場合でも肺炎球菌と髄膜炎菌のワクチンの接種を強く勧めています。ただ、インフルエンザ桿菌については、本邦でHib（*Haemophilus influenzae* type b）ワクチンの普及によりHib感染症が激減しているため、患者に意向を確認し、希望があったら接種することにしています……まあ基本、打つ方に傾斜をかけて説明するのですが。髄膜炎菌ワクチンも、2024年10月時点で上市されているMCV4は、主にヒトに感染性を示すA、B、C、Y、W-135の5つの血清群のうち、本邦でしばしば分離されるBをカバーしないということには留意すべきです。

　これらのワクチン接種は、基本自費で結構高額です。トラブル防止の観点からも、所属施設だと接種費用がいくらくらいになるのかは確認しておいてもいいかもしれません。

表2.6　液性免疫障害を来す原因の例

疾患	脾摘後などの脾機能不全
	慢性リンパ性白血病
	多発性骨髄腫
	X連鎖無ガンマグロブリン血症
医行為	同種造血幹細胞移植
	ステロイド投与（特に長期・大量）
	薬剤投与
	・シクロホスファミド ・ミコフェノール酸モフェチル ・アザチオプリン ・エクリズマブ ・リツキシマブ

液性免疫障害を呈する原因

液性免疫障害を呈する主な疾患と医行為も、まとめて確認しておきましょう（表2.6）。

ご覧の通り、液性免疫障害も色々な疾患で起こりますが、一番病状の進行が激烈で致命的になりやすく、また救急医療の場でピットフォールとなりやすいのは「脾摘後などの脾機能不全」のため、基本的にはこれを押さえておけばいいと思います。

この症例の正しい対応は？

さて、冒頭の症例はどのように対応するのがいいでしょう？

液性免疫障害を認識したら、まず何はなくとも疑わしい感染臓器を同定し、血液一般検査と共に血液培養2セット以上を提出しておきましょう。どんな状況においても、臓器診断と微生物学的診断は重要です。原因微生物が確定するまでは、特に肺炎球菌とインフルエンザ桿菌を最も効率よくカバーするセフトリアキソンとバンコマイシンを選択するのがよくあるプラクティスですね。

あとは経過観察の場を病院にするのか自宅にするのか、患者と相談して決めればOK。ことOPSIとなれば、ある程度のオーバートリアージ（過大評価）は許容されますから、個人的には「迷ったら入院」の方がベターだと思います。

細胞性免疫障害の項から口酸っぱく言ってきた通り、**免疫障害は認識することが非常に重要**です。とりわけ液性免疫障害はこれまで解説した「正常解剖構造の異常」「細胞性免疫障害」に比べ、はるかに短時間のうちに致命的な経過をとることがあり、認識することの重要性がより高いと言えるでしょう。

感染症のリスクに直結、好中球減少状態

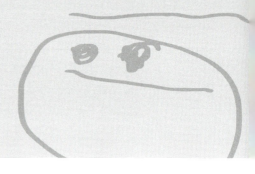

　生きていると、予期せず「"ナントカ"がないと困る瞬間」に直面することがあります。

　例えば、入った飲食店が「現金支払いのみ」で、現金を全く持ち合わせていなかったとき。最近はキャッシュレス決済ができる店舗がかなり増え、現金を使用する場面が結構減っています。かくいう僕も、わざわざ意識して現金を持ち歩くのはラーメン二郎※に行くときくらい。現金を持ち歩く習慣が薄れてきている方は少なくないと想像します。いざ支払いとなったとき、財布を出して「ア！ 現金ない！」となった経験って、人間誰しも1回くらいはあるのではないでしょうか。

※2024年11月現在、筆者の知る限り、荻窪店以外の43店舗において現金以外での決済が不可

　僕自身は、駿台予備学校横浜校で浪人していた際、校舎のほど近くにあったすき家で牛丼を食べ、支払い時に現金を持ち合わせていなかった経験があります。店員に頭を下げ、駿台予備学校のマークが入った学生証を預けてATMへ全力ダッシュしました。浪人生であるとバレたことに加え、自身の欠陥が公衆の面前で露呈したような気がして、やっぱりちょっと、恥ずかしかったです。

　ミニマリストのような生き方もある一方、備えあれば憂いなし、転ばぬ先の杖……と考え方は色々ですが、時には「とりあえず持っておく」ことが功を奏すこともあるかもしれません。いやそりゃ、現金以外が使えるかどうかを先んじて確認しておくのが、"人としてベスト"ではあると思いますが、ね。

好中球も「とりあえず持っておく」方がいい

　エーカゲンな前口上はさておき、本項ではメンエキフゼン4兄弟の4人目「好中球減少状態」の話をしていきます。

　好中球は、生体に侵入してきた異物（微生物）のもとへ遊走し、局所へ留まり、異物を貪食、殺菌して生体から排除します。好中球が持つこれらの4つの機能（遊走能・付着能・貪食能・殺菌能）は、大学の期末試験や国家試験などでよく出題されるネタですね。4つの機能のいずれかが障害される疾患もあり、臨床上重要ですが、そもそも好中球の数が少

なかったら機能がどうこう以前の問題ですから、好中球の数が少ない状態をちゃんと免疫不全として認識するのが重要です。

　……大雑把すぎるって？　確かに。しかし遡ること約60年の1966年、末梢血中の好中球数が1000/μLを下回ると感染症に罹患するリスクが倍に、500/μLを下回るとさらに倍、100/μLを切るとさらに上昇する、という報告[1]がなされています。これでもザックリ感は払拭しきれませんが、20世紀半ばには既に、好中球の絶対数と感染症のリスクに負の相関があることが証明されていたのです。これだけとっても、やはり機能のことはさておいて（免疫学の先生からは物言いが入りそうですが）、好中球は人並みに「とりあえず持っておく方がいい」のです。

好中球減少の中でも"ヤバい"のは...

　減れば減るほど感染症のリスクが増大していく好中球。「発熱性好中球減少症（febrile neutropenia；FN）」という緊急対応が必要な病態（症候群）もあり、これは内科救急疾患の1つに数えられます。特に血液内科領域で遭遇頻度が高いでしょうか。FNを説明し出すとキリがないので成書に譲ることにしますが、最低限、FNの定義は診療科を問わず知っておいた方がいいと思われますので、最もメジャーなものを示しておきます（表2.7）。

　で、FNの何がヤバいのかというと、言わずもがなその死亡率（mortality）。様々な検討がされていますが、どの微生物が原因でもおしなべて死亡率が高く、多少乱暴な広域抗菌薬の投与が許容されるゆえんの1つとなっています。

　そんなFNの起因菌の中で、一際大きな存在感を示しているのが緑膿菌です。緑膿菌を起因菌とするFNの死亡率は他の起因菌に比べて一段高いです。これを受けて、どのFNのガイドラインや教科書をめくっても、第一選択薬はセフェピム、ピペラシリン・タゾバクタムといった緑膿菌に十分活性のある薬剤が名を連ねています。これらの薬剤はべらぼうに広域スペクトラムですが、多少オーバートリアージになったとしても人命には代え難い、ということですね。

表2.7　発熱性好中球減少症の定義

症状	基準
発熱	腋窩温 ≧ 37.5℃
好中球減少状態（いずれか）	< 500/μL
	< 1000/μL かつ 48時間以内に < 500/μL になると予測される

FNに遭遇したら、2時間以内を目安に患者の身体診察を行い、血液培養2セット（以上）を提出（超大事）の上で、初期治療として抗緑膿菌作用のある抗菌薬を投与します。ここは特にスピード感が重要で、ベッドサイドに行くのが面倒臭いとか、行ってみたら患者が元気そうにしていたとかで、余裕をこいて治療を遅らせてはなりません。

　好中球が少なければ、生体内での炎症がまともに起きるはずがありません。患者がグッタリしていなくても、たとえベッドサイドでベンチプレス100kgを上げていたとしてもヤバいことに変わりはないです……いや、ベンチプレス100kgを上げていたら、さすがに検査結果が間違っていないかを検査室に確認した方がいいかも。

　当然、「FNだから抗緑膿菌活性のある抗菌薬を使い続けなければならない」わけでは決してありません。もし後から血液培養でメチシリン感性黄色ブドウ球菌（methicillin-susceptible *Staphylococcus aureus*；MSSA）と同定されたら、セファゾリンのような狭域スペクトラムの抗菌薬へ変更する余地が生まれる可能性があるわけです。というか、この場合はセファゾリンで治療した方がいいです。詳しくはp.45もご覧ください。

　物事には相応の理由があるものです。必要条件でも十分条件でもなく、必要十分条件を追い求めるのが感染症に対峙する、ひいては臨床に携わる者の正しい姿勢だと思うのです。大した理由もなしに、患者にとって最適な治療の提供を放棄することは、医療者の落ち度以外の何物でもありません。

「緑膿菌以外はいいの？」

　ここまで緑膿菌を推す（？）と、しばしば挙がる声が「緑膿菌以外の微生物は置いておいていいんですか？　メチシリン耐性黄色ブドウ球菌（methicillin-resistance *Staphylococcus aureus*；MRSA）とか、カビ（真菌）とか……」というもの。いや、ダメです。ダメですが、語弊を恐れず言うなら、緑膿菌よりはマシです。

　お気付きの先生方もいらっしゃると思いますが、FNの初期治療で持ち出される上記の抗菌薬2種類は、いずれもMRSAも真菌もカバーしません。僕自身、「それでいいのか」と疑問が浮かぶことには全く違和感がありません。

　でもね、初期治療の段階ではカバーしていなくていいんです。もちろん皮膚・軟部組織感染症が明らかだとか、MRSAの保菌が明らかだとか、カテーテル関連血流感染症（catheter-related bloodstream infection；CRBSI）を疑うシチュエーションだとかならばこの限りではありませんが、それでもやはり初手からガチガチにカバーするケースは多くはありません。

感染症のリスクに直結、好中球減少状態

　なぜなら、緑膿菌（および腸内細菌目細菌に代表されるグラム陰性桿菌）に比べ、黄色ブドウ球菌や真菌による感染症は病勢が悪化するペースが緩く、多くの場合は治療をある程度「待てちゃう」ためです。多くの成書でも、"抗MRSA薬"の代表であるバンコマイシンのようなグラム陽性菌用の抗菌薬は「CRBSIや皮膚・軟部組織感染症を疑う、または血行動態が不安定な場合に追加」、抗真菌薬は「熱源不明かつ7日間の広域抗菌薬による治療でも解熱しない場合に追加」という旨の推奨になっています。

　とにかく、FNでイの一番に懸念しなければならないのは緑膿菌なのです。そのヤバさについてはp.70からじっくり紹介しますが、本当にコイツは免疫不全と切っても切れないヤツなんです。

参考文献
1）Bodey GP, et al. Ann Intern Med.1966;64(2):328-40.

要素2　感染臓器の検索

感染臓器の検索なくして原因微生物の予想なし

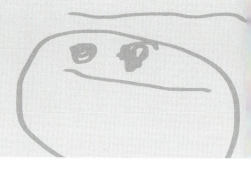

「令和初頭の将棋界を代表する棋士」と聞いて、皆様は誰を思い浮かべますか？ 恐らく、多くの方の回答は、藤井聡太七冠（2024年10月現在）になろうかと想像します。

2023年には「平成を代表する棋士」である羽生善治九段との王将戦が将棋界の話題を席巻していましたね。2020年には、Nintendo Switchで、氏を全面に押し出した将棋ゲー（本人の録り下ろしボイスも収録）が発売されたり、ひとたび氏が対局中に出前を取ればそのお店に人が殺到したりで、その人気ぶりたるや。僕もみろく庵の豚キムチうどん、食べてみたかったなあ（2019年に惜しまれつつ閉店）。まあとにかく、少なくとも令和初頭の将棋界を代表する棋士といえば藤井聡太、藤井聡太といえば将棋、というのは多くの人にご納得いただけると思います。

……いやはや髙野先生、冒頭から藤井聡太でお腹いっぱいになりそうですよ。

閑話休題、本節では感染症診療の「5つの要素」のうち「感染臓器の検索」に進んでいきます。

なぜ「感染臓器の検索」が重要か？

感染臓器の検索が重要なのはなぜでしょうか。結論から申し上げましょう。「**感染臓器が分かれば原因微生物を予想することができるから**」です（原因微生物の予想において患者背景の情報も不可欠であることは、p.17から解説した通りです）。

そして、原因微生物のアタリがつけば、抗菌薬を決定できます。これは特に、原因微生物が確定していない状況で行う治療＝empiric therapy（経験的治療）の方針決定に当たり抜群の効果をもたらします。端的に言えば、臓器診断がつくことで微生物学的診断が進み、投与する薬剤を決める・絞り込むことができるのです。

「市中肺炎に抗菌薬を投与」……？

　感染症診療の大前提として、感染症には必ず原因となる微生物が存在します。そして抗菌薬はこの「微生物」に作用するものであって、「感染症病名」に対して投与するものにはなり得ません。例えば、

「セフトリアキソン」

という抗菌薬は、

「市中肺炎」

という病名に対してではなく、市中肺炎で予想される

「原因微生物」

に対して投与されるものです、本来は。したがって、抗菌薬を処方しようとする医師にはすべからく対象とする微生物のイメージがあるべきなのです、なのです、なのです……（エコー）。

　この「微生物のイメージ」の薄さが、しばしば臨床マネジメントの大きな誤りにつながることがあるので、本当に注意を払う必要があるんです。しかし残念なことに、この意識を強く持って抗菌薬を処方している医師は恐らく多くありません。

　他科や他院からの紹介状を眺めていると、これまでの臨床経験に基づいて自己流のメソッドで感染症診療を学んできた熟練の医師ほど、この基本的事項に立ち返れなくなっているケースをよくお見かけします。我流でも患者は（幸運にも）良くなってしまうことが少なからずありますし、治療が奏効せず悪化した場合に、必ずしも自身の元に舞い戻ってくるわけではないので、診療上のエラーになかなか気付けないということもあるのだろうと推測します。

感染臓器が分かれば「原因微生物の予想」ができる

　多くの微生物には、感染を成立させやすい臓器が存在します。例えば、黄色ブドウ球菌は蜂窩織炎など皮膚・軟部組織感染症の原因微生物として有名です。その一方で、基本的に急性腎盂腎炎の原因にはなりません。逆に、大腸菌（*Escherichia coli*）は頻繁に急性腎盂腎炎の原因微生物となりますが、一部の例外を除いて皮膚・軟部組織感染症の原因微生物とはなりにくいのです。

　当然、免疫不全（正常解剖構造の異常、細胞性免疫障害、液性免疫障害、好中球減少状態のカテゴリに分けられるのでしたね）がある患者においてはこの限りではありませんが、微生物は存外素直に、人体との間に存在する一定のルールの下で我々の臓器を侵すので

す。決して気まぐれに色々な臓器で感染を成立させているわけではないのです。

　冒頭で「令和初頭の将棋界を代表する棋士**といえば**藤井聡太」、と申し上げました。この「**といえば**」こそが、頭に入れていただきたいポイントです。例えば、「市中肺炎**といえば**肺炎球菌、インフルエンザ桿菌、モラキセラ・カタラーリス」というように、「この感染臓器といえばこの原因微生物」という、遭遇頻度の高い微生物トップ3だけ覚えておく（図2.4）。これを主要な臓器についてそれぞれ記憶しておけば、empiric therapyについてはしめたもの、です（今は微生物の名前自体はあまり気にしなくていいです）。

　この話をするとよくある反論が、「培養で出てきた菌に効く抗菌薬を使っておけばいいじゃないか！」というものです。この考え方は明らかに間違っています。こちらの症例で考えてみましょう（図2.5）。

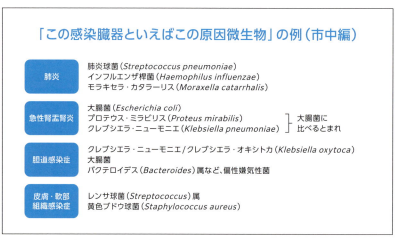

図2.4　「この感染臓器といえばこの原因微生物」の例（市中編）

```
症例：60歳代女性
主訴：発熱、倦怠感
基礎疾患・既往症：なし
現病歴：来院前日より38℃台の発熱と倦怠感があり受診
身体所見（抜粋）：肋骨脊柱角叩打痛あり（右＞左）
検査所見（抜粋）
    血液：白血球数2万/μL、CRP 4.45mg/dL
    尿：潜血（3+）、白血球（3+）
    尿グラム染色：太く大型のグラム陰性桿菌（3+）、白血球（3+）
    尿培養：大腸菌（Escherichia coli）10⁶ CFU/mL
            メチシリン耐性黄色ブドウ球菌（MRSA）10³ CFU/mL
    血液培養：陰性
最終診断：急性腎盂腎炎
```

図2.5　症例：60歳代女性（その1）

……このケースにおいて、「培養で出てきた菌」であるMRSAは治療対象となるでしょうか。ほとんどの場合、答えは「NO」です。MSSAだろうがMRSAだろうが、原則黄色ブドウ球菌は急性腎盂腎炎の原因微生物になりません。

図2.4でもお示しした通り、「急性腎盂腎炎といえば、大腸菌（圧倒的多数）、プロテウス・ミラビリス、クレブシエラ・ニューモニエがトップ3の原因微生物」です。この知識があれば、急性腎盂腎炎の診断が正しいという前提において、尿培養で発育してきたMRSAは無視可能（恐らく尿路に定着＝colonizationしているだけ）と考えられ、バンコマイシンのようないわゆる"抗MRSA薬"の無用な投与を回避できるのです。

非常によくあるシチュエーションですが、培養結果で出てきた菌を叩きさえすればいい、感染臓器を検索する必要なんてない、というスタイルが明確に誤りであることを裏付ける一例です。

ちなみに、黄色ブドウ球菌菌血症（*Staphylococcus aureus* bacteremia；SAB）の場合や、同菌による腎膿瘍がある場合には、尿へ漏れ出てきた菌が尿培養で感知される……なんてことがあります。「尿培養で出てきた黄色ブドウ球菌は絶対に治療対象にならない」というわけではないことを補足しておきます。

抗菌薬は感染臓器によって
変わり得る

　前項では「感染臓器が分かれば原因微生物を推定でき、それが抗菌薬の選択に当たり大きなメリットを生む」という話をしました。本項では少し違った視点で「感染臓器を考えないと患者に大きなデメリットが生じるケース」をお示ししたいと思います。扱う臓器はというと、「中枢神経」です。

「50歳代男性、発熱」の症例で考える

　「中枢神経」の感染症……。恐らく多くの皆さんの脳裏をよぎるのが髄膜炎でしょう。神経学的予後は日常生活動作（ADL）に極めて大きく影響します。内科医の多くは夜間の救急外来を担当しますが、そういう場面で、髄膜炎は鑑別疾患として特に落としてはなりません。「髄膜炎を一度疑ったなら、除外診断するまであなたの患者は髄膜炎なのである」と偉い人も言っていました。

　そんな重要なポジションにおわす髄膜炎ですが、ここで症例を1つ（図2.6）。

　いかがでしょうか。本症例は血液培養が陽性となり、グラム染色でグラム陽性ブドウ球菌が観察されています。初療の段階で菌種同定結果や薬剤感受性検査結果が完全に

症例：50歳代男性
主訴：発熱、頭痛、意識障害
基礎疾患：う歯（未治療）
既往症：なし
現病歴：来院3日前から頭痛と全身倦怠感があり市販の感冒薬を内服していた。
来院日朝に意識朦朧となっているところを家族が発見し救急要請
バイタルサイン：意識レベル JCS II-20、血圧138/78mmHg、脈拍数 116/分、
呼吸数16/分、体温 39.0℃
身体所見（抜粋）：項部硬直（＋）、脳神経学的所見の脱落なし
検査所見（抜粋）
　　血液：白血球数2万5000/μL、血糖120mg/dL、CRP19.96mg/dL
　　髄液：初圧28mmH2O、蛋白580mg/dL、糖10mg/dL、
　　　　　細胞数2000/μL（多核球90%、リンパ球10%）
　　髄液グラム染色：グラム陽性ブドウ球菌（3＋）
　　血液培養：陽性（グラム染色：グラム陽性ブドウ球菌）

図2.6　症例：50歳代男性

判明することは極めてまれなケースだと思いますが、近年はbioMérieux社から販売されているFilmArrayなどnested multiplex PCRを原理とする遺伝子検査機器や、MALDI-TOF MSに代表される質量分析装置の発展によって、菌種同定結果や一部の薬剤耐性遺伝子が早期に分かるようになっている医療機関も増えてきていると思われます。ただ、かなり施設によりけりな状況ですので、ここでは置いておきましょう。

さて、上記のようなケースで、上のウニョウニョ言った検査機器によって、「血液培養から発育したグラム陽性ブドウ球菌は、黄色ブドウ球菌、中でもMSSAだと判明した」と仮定します。んーこれは、一段ギアを上げなくてはならないかもしれない。

本邦において、MSSAによる黄色ブドウ球菌菌血症（SAB）の第一選択薬は、いわゆる第1世代セファロスポリンの1つである**セファゾリン**です。この事実は暗記するに値すると思いますので、このまま記憶することをお勧めします。**MSSAにはセファゾリン**。

ではここで問題です。「本症例の初期治療としてセファゾリンを用いる。○か×か?」

——答えは「×」です。なぜでしょうか?

セファゾリンを使用できないMSSA感染症

もう一度、本症例のバイタルサインや身体所見を見てください。発熱の他に意識障害や項部硬直と、髄膜炎を疑う所見があります。「髄膜炎の診断における項部硬直の感度がどう」とか、「発熱・意識障害・項部硬直の三徴候がそろうのは何割だ」とかいう話は本筋からそれるので、割愛。

髄膜炎（をはじめとした中枢神経感染症）の場合、投与した抗菌薬が可能な限り血液脳関門（blood-brain barrier；BBB）を通過し、感染巣で一定以上の濃度を作り出さなければなりません。つまり、BBBを通過しにくい薬剤を中枢神経感染症に用いることはできないのです。

残念ながら、セファゾリンはBBBを通過しにくい薬剤に数えられます※。従って、いくらMSSA感染症治療の第一選択薬だとしても、こういったケースでは、ブブー。教科書的にはセフトリアキソンが、エキスパートオピニオンとしては、より移行性が高く、MSSAに対する"抗菌活性"（臨床の用語としては漠然としているのであまり使いたくない言葉ですが）が高いと考えられているセフェピムを勧める意見もあります。カルバペネム系抗菌薬もやむを得ない、という見解も見たことはありますが、抗菌薬適正使用の観点からはちょっと何とも言えません。

※ 2024年11月現在の内容です。最近の検討で「セファゾリンの中枢神経への移行性はそこまで悪くないのではないか?」という可能性が指摘されており、今後もしかするとセファゾリンで中枢神経感染症を治療する日がくるかもしれません。

　そしてこの、「セファゾリンを使用可能か?　セフトリアキソン（や、セフェピム）を使用せざるを得ないか?」という議論は、髄膜炎の診断がついていなければできません。つまり、感染臓器が同定されていなければならないのです。臓器・解剖学的診断の有無が、患者の明暗を分けてしまう……不幸な転帰をたどった場合の責任の所在は言うまでもありません。想像以上に重要なんです、感染臓器の検索って。

COLUMN

　本書で何度か登場するラーメン二郎ですが、そもそも皆さんはラーメン二郎を知っていますか？港区は三田、慶應義塾大学三田キャンパス正門から徒歩1、2分のところに本店を構え、北は札幌、西は京都まで、全国44店舗が存在する（2024年10月現在）人気ラーメン店です。今や"二郎系"とか"二郎インスパイア"とか言って、「ラーメン二郎と直接の関係はない（三田本店および支店での修行を経ていない）が、二郎にそっくりのラーメンを作るラーメン店」が全国に多く存在しますから、"二郎"の名を聞いたことがある方も多くいらっしゃるでしょう。

　P.11では僕のラーメン二郎との出会いは大学1年のときと申し上げましたが、実はこの"二郎"というジャンルとの出会いはそこから遡ること2年、大学受験に失敗し、柏にある駿台予備学校（以下、駿台柏校）で浪人していた夏でした。なお、p.36で出てきた「横浜校で浪人していた」という話は書き間違いではありません。……お察しください。

　その駿台柏校から徒歩数分のところに、「角ふじ」という二郎インスパイア系ラーメン店があり、友人に誘われるがまま訪れたのです。床はベトベトしてなんだか小汚いし店員も愛想が悪く、第一印象は決して良くなかったことを今でも覚えています。

　出てきたラーメンはとにかく量が凄まじく、丼からはみ出る常軌を逸した太麺、バイトの子が切り損ねたのかと思うほど分厚いチャーシュー（界隈では「豚」と呼びます）、嫌がらせのようにうずたかく盛られたもやし、油田を掘り当てでもしないとお目にかかれない量のアブラが浮いたスープ、どの要素も人生で経験したことのない異形のラーメンがお目見えしたのでした——。

要素3　原因微生物の推定

微生物学的診断を妥協してはならない理由

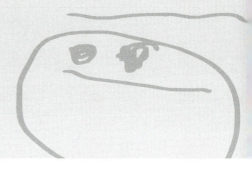

　本項からは、感染症診療の「5つの要素」の3つ目、「原因微生物の推定」に進んでいきます。読者の中には「微生物」と聞いただけで「ウッッッッッッッッッッッッッッッッ！！！！！！」となってしまう方も多かろうと思います。かつては僕も「ウッッッッッッッッッッッッッッッッ！！！！！！」となっていたので、仲間です。

　「ナンタラcoccus」とか、「カンタラbacter」とか、微生物の名前って色々あるので取っ付きづらいんですよね。一部の微生物は再分類されて名前が変わったり、しかも変わった名前が余計に長く、ややこしくなっていたりで、本当に非専門家泣かせ、いや、専門家も多分、結構泣いています。

　微生物の具体的な名称は最小限にすることを初めに約束して、話を進めていきましょう。

　なお、本書の読者には初学者の方も多くいらっしゃると思いますし、用語が紛らわしくなるので、話をあえて細菌に絞っちゃいます。人間に病原性を持つ微生物は細菌の他にも真菌や寄生虫など色々あるのですが、相手にする機会が圧倒的に多いのは細菌ですし、基本的な考え方は同じですので。ご承知おきください。

「原因微生物が分からなくても治療はできる」？

　さて。「感染臓器ごとに原因となる微生物を記憶しておくといい」ことは、p.42の通りです。もしかすると一部の読者には「感染している臓器が分かれば、教科書とかガイドラインとかに載っている抗菌薬を使えばいいんだから、細菌の名前を記憶しておく必要なんてないじゃないか」と思った方もおいでかと思います。原因微生物を突き止める、これを「微生物学的診断」と言ったりしますが、これをしなくても治療はできるでショ、というご意見。ところがこれは、チッチッチ、そう甘くないんですよ。

　抗菌薬はその名の通り、細菌に対して使用されるものです。そうですよね。

一方、名の通った感染症診療のガイドラインをめくってみますと、しばしば「市中〇〇（感染症病名）の第一選択薬は××、第二選択薬は△△。院内発症〇〇の第一選択薬は……」、といった感じで、推奨される抗菌薬が淡々と記載されています。このような治療はempiric therapy、日本語では「経験的治療」と訳されることが多いです。僕自身は「治療が『経験的』っていうのもどうなの?」ってことで、**初期治療**と呼んでいますが、このような記述の中に具体的な細菌の名前を見かけることは多くありません。

感染臓器やシチュエーションが分かりさえすれば、初期治療に持ち出す抗菌薬が決まってくる──。まるでそんな風に見えます。「なんだ、別にガイドラインも原因微生物が特別重要なんて言ってないじゃないか」と思ってしまうこと、これが恐らく上記のような微生物学的診断の軽視に陥ってしまう一因ではなかろうか、と個人的には推測しています。

でもですね、こういったガイドラインの記述の裏には漏れなく、微生物の情報が秘められています。本当に、漏れなく、です。「この疾患において『頻度の高い細菌がコレコレだから、おのおのに対してベストでなくとも、リーズナブルに治療をするため』、この初期治療抗菌薬を提案する」、これが多くのガイドラインや教科書の姿勢になっています。基本的に、ガイドラインは非専門医が一定程度のレベルの診療を行うためのツールです。そこで微生物がどうこうなどと書き始めると、非専門医は「ウッッッッッッッッッッッッッッッ!!!!!!!」ってなりますから。二重カッコ(『』)の部分をあえて書かないことでハードルを下げているんですね。

じゃあ、ガイドラインや教科書を見れば非専門医でも治療薬は選べるのに、どうしてここまでしつこく「細菌に対して抗菌薬を使用する意識が大事だ」と言うんだと思います?そこまでしなくてよさそうじゃないですか、患者の治療は何だか大方うまくいくっぽいんだから。

「合格点を余裕で超える」ための微生物学的診断

ここでもう1つ、よくある大きな誤解を。「感染症だと分かったら広域スペクトラムの抗菌薬を入れておけばいいんだから、微生物学的検査（細菌検査）には意味がない」という、割とよくあるやつです。この手の文句はなかなか僕らの耳にまで聞こえてはきませんが、臨床で、特に忙しいときなんかは陥りやすい思考だと思います。仮に僕がこんなことを言っている医師を見つけてしまったら、相手を選ばず羽交い締めにし、縛り上げ馬に乗せ、市中引き回しの上……これ以上はいけない。

確かに、広域スペクトラムの抗菌薬を使っておけば治療自体はうまくいってしまうかもしれません。100点満点でなくても、赤点でなければまあ一応、合格です。

しかし、この考え方は常に赤点と隣り合わせです。自分のマネジメントが間違っていたとき、すなわち広域抗菌薬をもってしても治療の手応えが得られなかった場合に、マネジメントを修正する材料がないワケですから。悪く言うなら「当てずっぽう」「下手な鉄砲も数撃ちゃ当たる」、感染症には広域スペクトラム抗菌薬のコレ、とするのはまさに「ナントカの一つ覚え」です。

もっと突っ込んで言うならば、広域抗菌薬を使っても治療に失敗することがあったり、失敗に気付いてヨッコラと微生物学的検査を出しても「時既に遅し」だったり、あるいはそのときはうまくいってもベストな治療でなかったばかりに年単位のインターバルの後に再発したり……など、赤点を突き付けられるケースがありますよ、ってことです。それもしばしば時間差で。時に人命を賭けた勝負になるわけですから、やれることはきちんとやって、合格点を余裕で超えることを目指したい。そのための微生物学的検査なのですよ。

微生物学的診断があるという安心感

上記の内容はややネガティブな話ですが、ポジティブな側面も。微生物学的診断で、合格点のもっと上、満点に近づけるという考え方です。

相手にする細菌の名前が分かるというのは、ガイドラインや教科書で推奨される**「リーズナブルな治療」**を**「ベストな治療」にスイッチする大きなチャンス**です。この「ベストな治療」へのスイッチングは、多くの場合、使用していた広域抗菌薬を狭域抗菌薬に変更することを指します。これをde-escalation（これも適切な日本語訳がなく、「デ・エスカレーション」とそのまま呼ばれることが多いです）と呼びます。逆に、それまで使用していた抗菌薬で原因菌がカバーできていないために狭域抗菌薬から広域抗菌薬に変更することはescalationと呼びますね。個人的には用語の使い分けが面倒なので、どちらの意味でも使えるstreamline、日本語で「合理化」というのが好みです。

結果として得られた「ベストな治療」はdefinitive therapy、日本語では「標的治療」と訳されます。「効いていそうな抗菌薬をどうしてあえて変更しなければならないんだ」と感じる方もいらっしゃると思いますが、これはp.83から詳しくご説明します。とりあえず今は「たまたまうまくいったリーズナブルな治療薬（＝初期治療薬）で妥協せず、ベストな治療（＝標的治療薬）を追い求める姿勢が理想的だ」といったん納得しておいてください。

さらに、微生物学的検査の結果を知ることで、自分の診断の誤りに気付くチャンスを得られます。

「感染臓器の検索」の第1項で、「この感染臓器といえばこの原因微生物」の例を示しま

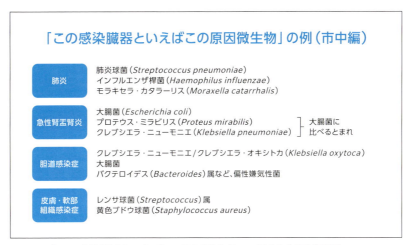

図2.4　「この感染臓器といえばこの原因微生物」の例（市中編）（再掲）

した（p.42、図2.4）。

　例えば、初療時には市中肺炎だと思って提出した血液培養から大腸菌が発育したとしましょう。多くの場合、それは肺炎（大腸菌による肺炎）ではなく、急性腎盂腎炎や胆道感染症、あるいは急性前立腺炎の方がそれらしいと言えます。このように、より可能性が高い鑑別疾患に対するワークアップが足りなかったり、原因菌に対して不十分な治療がなされていたりしたとき、微生物学的検査の結果に基づいてそれらを是正することが可能となります。想像以上に重要でしょ？ 微生物学的検査。24時間365日100％、100点満点の診療をすることは我々が人間である以上不可能です。合格点を超えるため、満点に近づくために、微生物学的検査は大きな力となるのです。

　ひとまずは、抗菌薬は細菌に対して使用するものであるということ、そしてその診断のための微生物学的検査は、より妥当性の高い治療選択肢に導いてくれたり、自身の診療に対するフィードバックとなったりするということをご理解いただければ十分、十二分です。

血液培養①
陰性を喜ぶ検査です

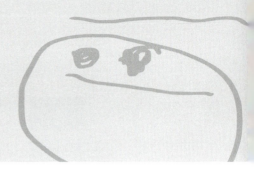

　長く医師をされてきた人にも、これから医師として働く人にも、下積みの時代が必ずあります。例えば研修医というものは、全ての業務を「研修」と称され、時に上席医の都合のいい下請けとして昼も夜もなく馬車馬のように働かされる——。医師の下積み時代というのは、世間一般にはそんなイメージを持たれることさえあります。研修医を題材にしたコミックスやテレビドラマなども、こういった認識が形成される一因になっていると思われます。

　かくいう私も、初期研修医時代は病院中を毎日駆けずり回り、ボロ雑巾のように働いた、わけではなく、当時所属していた初期研修病院が「求めよ、さらば与えられん」のスタイルだったので……。特に初期研修医1年目なんて、いわゆる「ハイポ研修医」そのもので、採血をするとか、ルートを取るとか、定期処方を出すといった地味な仕事を、「何でこんな雑用ばっかりやらなきゃいけないんだ」と思いながらやっていました。逆にお前がやらなかったら誰が雑用やるんだよ、と当時の自分に小一時間詰問したいくらいです。いや、実にお恥ずかしい。

　今、研修医の皆さまがもしこれを読んでいたら、ぜひ、この手の雑務はサクッとこなしつつ、「ずっと病棟にいる研修医」を目指してみてください。看護師、薬剤師、理学療法士、管理栄養士、言語聴覚士などなど、自身の診療を強力にサポートしてくれるスタッフたちとたくさん話して、「〇〇さんが発熱しています！」「××さんの処方が切れています！ 処方お願いします！」「△△さんの点滴が取れないので先生、お願いします！」などなど、病棟のマイナープロブレムに快く対応してみてください。

　それらの中に自分の想定していない状況が紛れ込んでいることは珍しくないもので、イレギュラーに対応する力が自然と養われますし、やっていくうちに慣れてきてフットワークがどんどん軽くなっていきます。院内のスタッフたちはフットワークの軽いあなたに悪い印象を抱くことはありませんし、良い印象を持ってもらえればこちらからの無理を聞いてもらいやすくなります。予定外の採血とか、時間に間に合わなかった点滴ラベルを受け取ってもらうとか、色々と。飲み会とかも誘われやすく……ちょっと下心が見えすぎるな。

　それはそうとして、この研修医時代の雑用の一角をなす手技、そして多くの医師が抵抗感を示す手技が本項のテーマ、**血液培養**です。

血液培養はただ採血を2回行って、専用のボトルに分注するだけなのですが、検査すること自体に抵抗感を示したり、嫌悪感をあらわにしたりする医師も見受けられるくらい敬遠されがちです。なぜなのでしょうか?

血液培養はメリットを感じにくい検査?

この原因の1つには、「かかる手間の割に、臨床へとフィードバックされる情報が少ないと感じられている」ことがあると推測されます。血液培養を出しても陰性で返ってくると、嫌がる患者から苦心して採血したのに役に立たなかった気がして、何となく「ハア〜」って感じになりそうですもんね。気持ちは分かりますが、これで血液培養の閾値が上がってしまうのは非常に残念なことです。

これから本項で一番大事なことを言います。いいですか、行きますよ。

血液培養は基本、陰性だろうと思って出す検査です。
陰性を喜ぶ検査なんです。

はい。本当はフォントサイズ2億くらいのデッカい文字で書き記したいところです。

血液培養の結果は、陽性でも陰性でも重要な情報となります。陽性であれば、もちろん微生物学的診断を大きく進め、definitive therapyへの移行を強力にアシストします。

さらに、診断の妥当性を評価するための良質な材料にもなります。しばしば僕たちが全く気付いていない、意識の外にある診断の誤りに気付くきっかけになることも。前項でも例に挙げたように、肺炎だと思って治療していた患者の血液培養から大腸菌が発育し、「肺炎という診断は誤りである」と気付いた──など。院内の血液培養陽性例をフォローアップしていると、主治医なら思わずドキッとしてしまうケースにまあ出会うこと、出会うこと。

加えて、血液培養が陽性だと、その後の動きが大きく変わってくるケースもあります。卑近な例ですが、こんな感じの（**図2.7**）。

健常な中年男性の肺炎球菌肺炎のようですが、血液培養でも同菌が陽性となりました。この瞬間、この患者の診断名「肺炎球菌肺炎」に「侵襲性肺炎球菌感染症」が加わり、5類感染症として管轄の保健所へ7日以内に感染症発生届の届け出が必要になります。さらにこの侵襲性肺炎球菌感染症の治療期間は10日間※ですので、肺炎球菌肺炎の標準期間5〜7日からの延長が必要になります。

※ これまで標準的な治療期間は14日間とされていましたが、10日間に短縮されました。この数年、肺炎球菌に限らず種々の感染症に対する抗菌薬の投与期間は短くなる傾向があります。

症例：40歳代男性
主訴：発熱、咳嗽、呼吸困難
基礎疾患・既往症：なし
現病歴：来院前日から39℃台の発熱と咳嗽があり、市販の感冒薬を内服していたが、来院日の朝に耐え難い呼吸困難を自覚し救急要請
バイタルサイン：意識レベル JCS I-1、血圧109/70mmHg、脈拍数 116/分、呼吸数28/分、体温 39.0℃
身体所見（抜粋）：右上肺野で湿性ラ音（coarse crackles）を聴取
検査所見（抜粋）
　　血液：白血球数1万8900/μL、血糖120mg/dL、CRP 40.01mg/dL
　　喀痰グラム染色：グラム陽性双球菌（3＋）
　　→のちに肺炎球菌（*Streptococcus pneumoniae*）と判明
　　血液培養：陽性（肺炎球菌）

図2.7　症例：40歳代男性

　発生届の提出は公衆衛生とか疫学とかの問題で、最悪、届け出なくても患者の命には関わりません。しかし治療期間の延長が必要だという事実は患者の生命予後に大きく関わる可能性があります。侵襲性肺炎球菌感染症に気付けなければ、明らかに短い治療期間で治療が切り上げられてしまう可能性があるわけですから、エライコッチャです。

　一般に肺炎球菌の血液培養陽性率は、肺炎球菌感染症の25％ほどと高くありません。ただ、それを盾に取って血液培養を採取しなくていいと結論付けるのは明らかにおかしな理論です。上記のケースで、もし血液培養陰性であれば肺炎球菌肺炎として自信を持って標準的な治療期間を設定できますね。つまり、血液培養が陰性だったことによって診断の確度は上昇し、診療の妥当性がより高まるってワケです。

　血液培養は基本、陰性だろうと思って出す検査です。大事なことなので、二度言いましたよ（CV. みのもんた）。

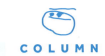
COLUMN

　二郎インスパイア系ラーメン店「角ふじ」で"二郎"というジャンルに出会った当時、好きなラーメンは「うまかっちゃん（袋麺）」だったウブな僕。ここまでの話の流れ的に、大きなセンセーションを受けてその後のラーメン生活に影響を与えるのかと思いきや、案外そんなことはなく……。

　「うっわ食いきれんわ、二度と食うかこんなもん」と恨み言を言いつつ満腹になった腹をさすりながら予備校に戻ったのでした。ビジュアルのハマらなさもさることながら、味も別に美味しいと思わなかったな、あの時は。

　時は流れて2年後の2011年、やっと既出のラーメン二郎横浜関内店の話か、と思ったら違います。長く苦しい浪人生活を終え入学した日本医科大学、僕が通っていた頃は1年生のキャンパスが武蔵小杉にあった（現在は取り壊され、機能は武蔵境へ移転）のですが、近隣に二郎系ラーメンがあることを知るのです。それが、「ラーメンこじろう526 武蔵小杉店」でした（写真）。

　何を隠そうこの「こじろう」、なかなか特殊な過去がありまして。実はもともと「ラーメン二郎 武蔵小杉店」だったのですが、"諸般の事情"により「二郎」の看板を下ろしたのです。写真でも、店名の「二郎」にあたる部分が「こじろう526」のプレートで覆い隠されているのが分かるでしょうか。

　そんな変わった過去を持つ「こじろう」が大学の近くにある——。それを知った若かりし僕は、少し前に味わった"二郎系"への嫌悪感を払拭すべく、店に向かって歩き出したのでした。

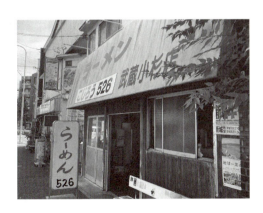

血液培養②
採取のお作法を確認しておこう

　繰り返しになりますが、血液培養は清潔下での採血を2回繰り返すだけの比較的簡単で習得しやすい手技です。別に医師でなくても、やり方さえ知っていれば看護師や臨床検査技師でも問題なく実施可能で、実際に医師以外が血液培養の採血を行っている施設も少なくないようですが、「医師でなければ血液培養を採取できない」とお考えの方や施設もまだ多いのが現状でしょう。決して難しい手技ではありませんので、基本事項を押さえつつ操作を確認していきましょう。

　血液培養を採取するときの「お作法」は以下の通り（図2.8）。地域や施設によって若干の差異はあるでしょうが、血液培養採取の手順は次のようなものが一般的だと思います。順に説明していきます。

① 物品の準備

　まずは物品の準備。実のところ、これで勝負が半分くらい決まります。ベッドサイドに行ってから「アレがない、コレがない」とならないよう、周到に準備しましょう。

　あらかじめ「血培セット」として血液培養ボトル2セット（4本）とアルコール綿（十分数）、アルコール綿棒（2本）をビニール袋に入れたものを各病棟に準備しておくのもいいです（写

血液培養採取の手順

① 物品の準備

　血液培養ボトル：**2セット**（好気ボトル・嫌気ボトルを2本ずつ）
　単包アルコール綿：**十分数**
　1%クロルヘキシジングルコン酸塩（CHG）エタノール綿棒
　または10%ポビドンヨード綿球など：**2個**
　20mLシリンジ：**2本**
　注射針：**2本**
　滅菌手袋：**2組**
　穿刺後に貼る絆創膏など：**適宜**

② 適切な消毒：アルコール綿、CHG綿などで**複数回**
③ 清潔下での穿刺：十分量を採血
④ 分注：嫌気ボトル→好気ボトルの順

図2.8　血液培養採取の手順

真2.1）。必要物品が不足してしまうことを減らせるように、また2セットの提出をデフォルトにしてもらえるようにするための工夫で、行動経済学で言う「nudge（ナッジ）」ってやつです。ビニール袋のコストや封入する手間はかかりますが、急な欠品がなくなりますし、1セットのみ提出されるケースも激減するのでお勧めです。よければやってみてください。

近年では絶滅危惧種に指定されるレベルかもしれませんが、まれに1セットしか血液培養を提出しない医師をお見かけします。血液培養1セットでいいのは「体重1kg以下の新生児」くらいなもんで、それ以外は全て2セット以上の提出が妥当です。こちらの知識不足や怠慢で患者に不利益をもたらしてはなりません。

小児領域の詳しい話については成書を参照いただきたいですが、「小児においても血液培養は基本2セットである」という事実自体をご存じない方も多くいらっしゃると思います。参考程度に小児の体重と推奨される血液培養セット数、さらに採血量の一例をまとめておきます（表2.8）。

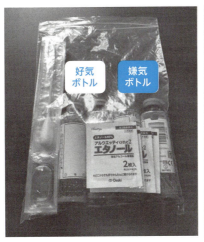
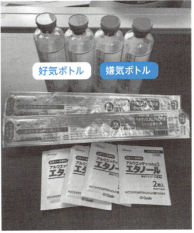

写真2.1　血培セット

表2.8　小児における体重と血液培養セット数・採血量の関係（文献1、2を基に著者作成）

患者体重 （kg）	推奨血液 培養セット数	推奨採血量（mL） 1セット目	2セット目	使用するボトル
≦1	1	2	-	小児用ボトル1本
1.1-2	2	2	2	小児用ボトル各1本
2.1-12.7	2	4	2	
12.8-36.3	2	10	10	成人用好気ボトル各1本
>36.3	2	20*	20*	成人用好気・嫌気ボトル各2本

＊好気ボトル・嫌気ボトルへ10mLずつ分注する

ね、推奨の一例とはいえ、ほぼ全員2セット必要でしょ。

② 適切な消毒

　次は消毒についてです。前提として、コンタミネーション率（汚染率、以下、コンタミ率）は3%以下が望ましいとされています。このために適切な消毒操作が不可欠ですが、消毒回数や消毒薬の種類などローカルルールも多いと思います。僕が実際にやっているステップはこの通り。これでなければダメ、というわけではありません。

> **ステップ1**：単包アルコール綿でゴシゴシこする（スクラビング）
> **ステップ2**：同品で穿刺部を消毒
> **ステップ3**：1%クロルヘキシジングルコン酸塩（CHG）エタノールで消毒

　CDCによる血管内カテーテル関連感染予防のためのガイドラインにおいて、2002年版では皮膚消毒薬の第一選択として2% CHGを推奨していましたが、2011年版では0.5%を超える濃度のCHGへと変更しました。0.5% CHGでの消毒と10%ポビドンヨードでの消毒を比較した場合に、前者の方が低いコンタミ率だったという報告もあるので、たとえCHGの濃度が0.5%でも消毒効果は10%ポビドンヨードより優れていると考えてよさそうです。CHGを含む製品は他の消毒液に比べて概して高価（多少ですが）のため、このコストを施設として許容できるかどうか、というのはポイントでしょうか。

　いずれにしても、一般的な採血と異なり、複数の手順で消毒を行う必要があるということは覚えておいていいと思います。まずは施設で定められている手順を確認してみてください。

③ 清潔下での穿刺

　あとは滅菌手袋を装着し、穿刺します。

　なお、滅菌手袋の装着の要否についても地味に議論があり、装着を勧める意見と未滅菌手袋で構わないとする意見がいまだ混交しています。まずは施設のプロトコルをご確認いただきたいのと、繰り返しで恐縮ですが、基本的にコンタミネーションは少ないに越したことはない（特に感染症科や抗菌薬適正使用支援チーム［antimicrobial stewardship team；AST］がない、またはその影響力が小さい医療機関では）ので、効果の差はわずかでも滅菌手袋の装着を基本と考えておくのが無難だと思います。

　血液培養ボトルに入っている液体は、血液が入って初めて培地として完成しますので、十分な血液量をボトルへ分注するのが極めて重要です。多くの場合は1セット当たり約20mL採血して10mLずつ2本に分注することになっていると思います。分注する血液量が多すぎると、血液中に存在する微生物の発育を阻害する物質によってかえって感度を下

げることも分かっています。採血する前に、自施設で採用している血液培養ボトルの最適分注量を必ず確認しておきましょう。

　ごくまれに「1セット20mLを2セット？ 一度に40mLも採血したら貧血になるだろ！」とお怒りになる方もいらっしゃいますが……貧血にはなりません。一度に採血する上限は循環血液量の1〜5%を超えなければ問題ありませんので、少なく見積もっても体重10kgくらい、これはポケモンで言うとちょうどコクーン（さなぎポケモン）の重さですが、このくらいあれば40mL採血してもどうってことありません。どうせ取るならきっちり取って感度を確保してください。もし万が一、採血量に悩んだらコクーンのことを思い出してください。

　そして、そんな方はいないと思いますが一応言っておくと、1回の穿刺で2セット4本分の採血をするパワープレイもNGです。十分量採血できれば感度の面では許容できるかもしれませんが、代表的な「コンタミの可能性が高い微生物」（表2.9）が複数セットで陽性となった場合、コンタミなのか真の原因菌なのかという判別が付かなくなってしまいます。これによって血液培養の再検が必要になったり、無用な抗菌薬投与を行う羽目になったりしますから、ちゃんとやりましょう。ちゃんと。

　ちなみに僕は、この微生物たちの頭文字を取って、「CCCBグループ」と呼んでいます。CCCBグループの微生物が血液培養複数セットのうち1セットのみで陽性になった場合、基本的にコンタミと考えていいと思います。しかし、臨床的にコンタミと考えにくい場合には、採取手順をキッチリ踏まえて血液培養2セットを取り直しましょう。例えば、アミノ酸含有輸液製剤の投与はセレウス菌（*Bacillus cereus*）によるカテーテル関連血流感染症（CRBSI）のリスクを上げることが分かっています。まれですが、まれなことはまれには起こるものです。

④ 分注

　採取した血液を好気ボトルと嫌気ボトル各1本に分注（接種）します。分注の順序はどちらが先でも構いませんが、慣習的に嫌気ボトルを先にしている施設が多いと思います。

　また、分注時に針の交換は必要ありません。

表2.9　**コンタミの可能性が高い微生物**

C	*Cutibacterium acnes*（アクネ菌）
C	*Corynebacterium* spp.（コリネバクテリウム属）
C	CNS（コアグラーゼ陰性ブドウ球菌）
B	*Bacillus cereus*（セレウス菌）

あ、そうだ。血液培養ボトルのキャップをパチンと外したら、ゴム栓のところはアルコール綿で消毒しておきましょう。これもある種、慣例的ですが、ゴム栓の滅菌状態は保証されていませんからね。アルコール綿でゴシゴシ拭いて、いざ分注するときまでそのままのせておけばOK。

以上が1セット分の操作です。2セット以上提出する場合は、この操作を反復して必要セット数を確保します。分注が済んだら遅くとも2時間以内にインキュベーターに収納できるよう、早めに細菌検査室に輸送しましょう。収納までに時間がかかってしまう場合は常温で保存します。冷蔵しないこと!

血液培養の意義は面倒臭さを凌駕する

いかがでしたか。何となく煩雑なイメージを持たれている血液培養ですが、お作法を押さえればどうってことないんです。お作法が全て。

確かに冒頭で述べたように、患者に2度も針を刺すという説明も必要だし、なかなか気乗りしないという感情は分からないでもないです。でもそんなときこそぜひ、血液培養の重要性や意義を思い返していただきたいなと思います。

「感染症科の奴らはこっちの手間も考えないですぐ血培、血培って……、患者から2回も採血しなきゃいけないこっちの身にもなってくれよ」── もちろん僕ら(感染症科)は血液培養だけでなく、他にもたくさんやることを抱えている先生方の心情を理解しているつもりです。でも、患者への説明やいつもより丁寧な消毒、2回の穿刺といった手間を考えても、依然として血液培養の重要性が揺らぐことはありません。

重要性が分からないまま面倒臭い手技をする、というのも苦痛でしょうし、血液培養を採取せずに医師人生を終えることも珍しいと思いますので、しっかり理解を深めて臨床へフィードバックしていただきたいです。**血液培養はいつも先生方の味方です。**血液培養をきちんと採取していると、感染症科の医師も味方につけやすくなります。

参考文献

1) 松本哲哉、満田年宏 訳「CUMITECH 血液培養検査ガイドライン」(2007)
2) Kellogg JA, et al. J Clin Microbiol. 2000;38(6):2181-5.

黄色ブドウ球菌①
よく出会うからと侮るなかれ

　心理学の領域には単純接触効果というのがありまして。人間、気にも留めない些末な事象でも繰り返し見たり聞いたりすると好意的な印象を持つようになる、ということのようです。確かに、年末になると高頻度でテレビから聞こえてくる「ふくぅ〜よこいこいふっくよっこい♪」という何とももったりした調子の歌も……いや、あれは別に好意的な印象はないな（以上、関東ローカルネタでした）。

　さて。臨床現場におりますと、毎月のように出会い、そして全く好きになれない微生物が存在します。そう、**黄色ブドウ球菌**（*Staphylococcus aureus*）です。

　この黄色ブドウ球菌、臨床で出会う頻度の割に大変厄介な微生物です。名前をよく聞くからといって、大腸菌や溶連菌のような他のメジャーな微生物と十把一絡げのマネジメントをしていると、しばしば足をすくわれます。まずは**遭遇頻度に相反して厄介な微生物だとご認識ください**。治療対象とする際は、場合によってはギアを一段上げる必要があります。

　喀痰や尿から検出された黄色ブドウ球菌の臨床的意義は相対的に小さいですが、本項では「血液培養から黄色ブドウ球菌が発育したら？」――いわゆる黄色ブドウ球菌菌血症（*Staphylococcus aureus* bacteremia；SAB）をテーマにして進めていきます。

血液培養で陽性となったら絶対に治療対象！

　SAB は割と多くの臨床医が経験していると推測します。例えば、カテーテル関連血流感染症（CRBSI）を疑って血液培養を取ったら黄色ブドウ球菌が生えてきたケース。はたまた、入院中になんだかよく分からないけど患者が発熱して、なんだかよく分からないまま研修医に頼んで血液培養を提出してもらったら黄色ブドウ球菌が生えてきたケース……。後者のような、フォーカス不明の発熱のためにルーチンで血液培養を提出したら黄色ブドウ球菌が陽性になった、というパターンの方がよくあるのではないでしょうか。

　しばしば目にするのは、「黄色ブドウ球菌なんて皮膚にウジャウジャいるんだから血液培養が陽性になっても意味ない！　コンタミ！」とのご意見。

Ⅰ
Ⅱ
Ⅲ

「５つの要素」理論編―要素 3　原因微生物の推定

これ、大変、大変大変大変大変たーーーーーいへん大きな誤謬です。

　SABを考える上で最も重要な点は、黄色ブドウ球菌が血液培養で陽性となった場合に臨床上コンタミと判断していいケースはあり得ない、すなわち、黄色ブドウ球菌が血液培養で陽性となったら治療対象とせず無視していいケースはない、ということです。

　臨床上、血液培養で黄色ブドウ球菌が発育したケースの**全て**において、黄色ブドウ球菌を真の原因菌とした治療が必要です。というのも、黄色ブドウ球菌は同じグループ（グラム陽性ブドウ球菌）に属する表皮ブドウ球菌などの常在菌とは異なり、皮膚に一時的に存在するものの、原則的には常在することのない transient bacteria（通過菌、一過性細菌などと訳されます）だからです。

　中には厳密に調べたらコンタミと判断していいケースもあるかもしれませんが、「本当は黄色ブドウ球菌が真の原因菌だったのに、コンタミだと誤って判断したことで起きた患者の不利益」が余りに大きいがゆえにこう結論付けられています。

　とにかく現時点では、「黄色ブドウ球菌が血液培養で陽性になったら、絶対に治療対象である」と肝に銘じておいてください。コンタミはあり得ないのです。全例治療対象です。

SABのマネジメントは「型通り、キッチリ」

　「血液培養2セット中、1セットだけで黄色ブドウ球菌が陽性、じゃあコンタミだ」としているケースも散見されますが、これも、ペケ。極めて危険なペッケペケです。黄色ブドウ球菌であれば、1セットだろうが2セットだろうが3セットだろうが100セットだろうが6億セットだろうが、全てが治療対象です。医師国家試験で「全ての場合」とか書かれたら不正解選択肢の香りがプンプンしますが、SABに限っては正解です。

　なにしろこの黄色ブドウ球菌は血管への侵襲性が高く、水虫やアトピー性皮膚炎など、正常な皮膚のバリア機能が働かないところから侵入して容易に血流に紛れ込みます。血液は全身くまなく巡っていますから、例えば脊椎や椎間板に引っ付いてみたり、筋肉内に留まってみたり、心臓に巣くったり、揚げ句の果てには頭蓋内に住みついてみたり……と、基本全身のどこでも病変を形成し得る力を持っています。

　これこそが、黄色ブドウ球菌の警戒度を高くせざるを得ないゆえんです。中途半端な治療をカマして退院させたりしようものなら、年単位の沈黙ののち再発して先生以外の医師にかかって、その医師から紹介状の請求が来たり……なんていうヒヤリとするイベントがあるかもしれません。これ、冗談じゃないですよ。

ですので、SABのマネジメントはとにかく、**「型通り、キッチリ」**——この一言に尽きます。「お前、教科書通りのことしかしないんだな」だとか言ってバカにしてくる同僚がいたら、間髪入れずに自慢のマーシャルアーツでうるさい口を塞ぎ……じゃなくて、本項で説明した事実を丁寧に教えて差し上げてください。これは時に患者の生命を救い、またその同僚の社会的生命をも救う可能性があります。そんなSABのマネジメントの型を、次項でキッチリ見ていきましょう。

黄色ブドウ球菌②
SABのマネジメントはとにかくキッチリ

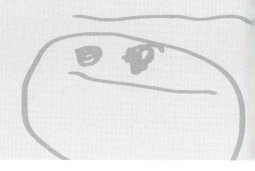

　前項で「型通りキッチリとマネジメントせよ、さもなくば恐ろしいことになる」とお伝えしたSABについて、具体的なマネジメントの話を展開していきます。

　SABのマネジメントにあたってのポイントは次の2点に大別できますので、それぞれ見ていきましょう。

---

①治療期間の決定
②遠隔病巣の検索

治療期間は「4週間」を基本に

　①治療期間の決定において、最も重要なのは「血液培養の再検」です。これなくしてSABの治療期間を規定することは困難です。

　僕の知る限りでは、ガイドラインのレベルで「血液培養を再検せよ」と記載されているのは、MRSAによる侵襲性感染症の場合のみですが、MRSAでやらなければいけないことをMSSAでやらなくていいとする根拠は乏しいと思いますし、MRSAの治療マネジメントをMSSAに援用することは、多くのエキスパートにご納得いただけるのではないでしょうか。

　SABをはじめ、黄色ブドウ球菌による侵襲性感染症（髄膜炎や化膿性脊椎炎、感染性心内膜炎など）の治療期間は、**「最終結果が陰性だった血液培養ボトルの提出日（採血日）」を起算日にする**ことをお勧めします。「陽性になり続ける限り48時間から96時間のインターバルで血液培養2セットの再検を反復し、最終結果が陰性となった血液培養ボトルの提出日を治療期間の起算日とする」ということです。これにより、治療不良や再発に対して適切な安全マージンを確保して治療完遂を狙うことができます。

黄色ブドウ球菌② SABのマネジメントはとにかくキッチリ

非複雑性SABの定義

次の5項目を**全て**満たす
・**感染性心内膜炎**が除外されている
　　　　経胸壁／経食道心エコーが必須
・人工骨頭やペースメーカーなどの**埋め込み型人工物**がない
　　　　抜去可能なものがあれば抜去する
・初回の血液培養から48〜96時間後に**再検された血液培養で**
　黄色ブドウ球菌が分離されない
　　　　血液培養の再検が必須
・適切な治療開始後、**72時間以内に解熱**している
・**遠隔転移病巣**が証明されない
　　　　体幹部造影CT、頭部単純MRIなどを検討

図2.9　非複雑性SABの定義（文献1を基に著者作成）

そして気になるSABの治療期間。ガイドラインや教科書によってばらついており、議論のある部分とは思いますが、僕自身は**4週間**を基本にするのが無難だと考えています。そして、原則全期間静注薬を使用します。**4週間**という期間は、静注薬で治療するには長いので、当然「途中で経口抗菌薬に変えてもいいのでは？」という意見もありますが、残念ながらこの点についてはまだ決着がついていません。

ただ、「これを満たせば2週間に短縮してもええで」という条件は存在します（図2.9）。

これら5項目を全て満たしたSABは、非複雑性（uncomplicated）SABと定義されます。大多数の症例においてクリアできるとは考えにくいため、治療方針としては「基本2週間で、条件を満たさなければ4週間（以上）に延長」よりも「基本4週間で、条件を満たせば2週間に短縮可能。遠隔病巣があればその標準的治療期間へ延長」と考えておくのが安全かな、というのが僕の見解です。

血液培養の再検は遠隔病巣の検索にも欠かせない

治療期間を考える上で必須である血液培養の再検は、②遠隔病巣の検索にも一役買います。

血液培養が陽性となり続けるケース（持続菌血症）では、しばしば前述の化膿性脊椎炎や感染性心内膜炎など、ドレナージをはじめとしたソースコントロールが必要な病巣が潜在している可能性があります。持続菌血症であることが、遠隔病巣に気付く契機になってくれることがあるわけです。血液培養の再検、大事です。

65

で、この遠隔病巣の検索についても、やはり「型通り、キッチリ」やることをお勧めします。

感染性心内膜炎の鑑別のための心エコー（可能ならば経食道心エコー[Transesophageal echocardiography；TEE]）、化膿性脊椎炎や肝膿瘍などの膿瘍の検索のための体幹部造影CT検査、脳膿瘍など頭蓋内の占拠性病変の検索のための頭部MRI検査──。色々と意見が分かれることは承知していますが、僕は状況の許す限り基本的に全部実施するのを勧めます。TEEは施設により実施のハードルが異なるでしょうから、関係各所とよくご相談の上、適応を判断することをお勧めします。最低でも経胸壁心エコー（Transthoracic echocardiography；TTE）を1〜2週間空けて2度実施しフォローアップしても、バチが当たることはないと思います。

遠隔病巣が確認されたら、治療期間の延長が必要です。例えば感染性心内膜炎であれば最低4〜6週間（MRSAなら最低6週間）、化膿性脊椎炎であれば最低6週間（MRSAなら最低8週間）など。これらはいずれも最終結果が陰性となった血液培養ボトルの提出日から起算するのが一般的です。もう耳にタコかもしれませんが、やはり血液培養は適切に再検する必要があるわけですね。

バツやサンカクのマネジメントを減らそう

SABは、よく経験する疾患であると同時に、マネジメントの質が患者の予後を大きく左右する疾患でもあります。実際、「感染症の専門家がSAB症例に介入すると患者の予後が改善する」というデータが存在するほどに。ですから、全員が二重マルのマネジメントを目指すというよりは、「いかにバツやサンカクのマネジメントを減らして、マルの付けられるマネジメントを増やすか」ということがより重要な課題だと個人的には思います。

前項の冒頭で書いた単純接触効果でいっそ黄色ブドウ球菌を好きになっちゃって、などとは申しません。それでも、敵を熟知することで診療の負担は間違いなく軽減され、患者に負わせるリスクも小さくなりますから、知っておくことには大きな価値があると思います。せめて「嫌い」からは脱却して、「好きでも嫌いでもない」くらい、人から「絶対好きだろお前」って突っ込まれるくらいにはなっておくことをお勧めします。中学生の恋愛と同じです（知らんけど）。

参考文献

1) Liu C, et al. Clin Infect Dis. 2011;52(3):e18-e55.

緑膿菌①
どこにでもいるブドウ糖非発酵菌

感染症診療や感染対策にまつわる業務をかじるようになって早数年。それによって生じた1番大きなデメリットは「潔癖がエスカレートしたこと」です。もともと僕は「キレイ好き」な方だと思うのですが、特に最近ではCOVID-19の流行もあり、家族や自身に求める「清潔」のレベルがさらに上がってしまいました。

まだ小さい長女や長男に対し、手を口に入れたりおしりを触ったりした後、公園の遊具や屋外用のおもちゃを触った後に手を洗わないことをキツく取り締まるなど、自分が思う「清潔」にかなりこだわってしまっている自覚があります。

でも、子どもは不必要に手を舐めてみたり、おしりを触ってみたくなったりする生き物じゃないですか。多分僕もそうだったし。その度にキッチリ石鹸でゴシゴシ手を洗っていたら時間がなくなっちゃいますし、それによってどれくらいイイことがあるのかもなかなか認識しにくいです。ともすると子どもの機嫌が悪くなって、巡り巡って自分の精神をすり減らすだけかもしれません。

そう考えると、医療現場以外においては、手洗いを毎回毎回完璧に行うことの意義はそれほど大きくないとすら思われるため、業務以外では手洗い実施によるメリットとデメリットのバランスを取ろう、とここ最近は心がけています。もちろん病院で働くにあたっては当然この限りではなく、プロトコルに沿った適切な感染対策の順守が必要であることは付記しておきます。

そもそも、手洗いに使う流し台の「清潔」は誰にも保証されていません。「抗菌加工」みたいなシールが貼ってあることがありますが、だからといって「無菌」ではありません。流し台を流し台として使用する以上、恒常的に「無菌」にすることは絶対に不可能です。どのような環境においても、適応可能な種類の微生物（"環境菌"と称したりします）が数多く存在し、人類と共存しているのですから。

頻繁な手洗いによって手を「清潔」にはできても、「無菌」にすることは不可能なのです。「清潔」は「無菌」と同義ではなく、「清潔」の定義は大変に曖昧で個人差が大きい……そして最後はやっぱり、自己満足なのかもなあ。

どこにでもいるブドウ糖非発酵菌

　p.37で「FNの原因菌がこれだとヤバい」と紹介した緑膿菌も、水回りを好むブドウ糖非発酵菌の仲間で、環境中に広く存在しています。"シュード"とかいうあだ名で業界では親しまれて（?）いますね。「あきふみくん」が「あっくん」と呼ばれるのに似た感覚です。

　同じブドウ糖非発酵菌のアシネトバクター属（*Acinetobacter* spp.）やステノトロフォモナス・マルトフィリア（*Stenotrophomonas maltophilia*、噛みそうな名前！）も環境中にいて、しばしば医療関連感染症の原因になります（表2.10）。

　自宅の流し台のフチを掃除したり、蛇口をひねったりする度に、恐らく我々はこのような細菌を環境から拾い上げています。温水洗浄便座の吐水口からも大腸菌のような腸内細菌目細菌と共に検出されることがありますね。想像以上に身近な存在なのです。

　ですが、ここで疑問を感じませんか?

　これらの菌は病院に限らず環境にあまねく棲みついていて、僕らは生活の中で少なからず接触する機会があるはずなのに、どうして市中感染症の原因にはなりにくいのだろう?主に医療関連感染症を引き起こすのはなぜだろう?——と。ここから切り込んでいきましょう。

表2.10　臨床で問題になりがちなブドウ糖非発酵菌

細菌名	主な治療薬	主な感染臓器・疾患
緑膿菌 （*Pseudomonas aeruginosa*）	セフタジジム、ピペラシリン（・タゾバクタム）、セフェピム、メロペネム、アミカシン、シプロフロキサシンなど	医療関連感染症 （CRBSI*、肺炎など）
アシネトバクター・バウマニ （*Acinetobacter baumannii*）	アンピシリン・スルバクタム、メロペネム、セフェピムなど	
ステノトロフォモナス・マルトフィリア （*Stenotrophomonas maltophilia*）	ST合剤、ミノサイクリン、レボフロキサシンなど	
バークホルデリア・セパシア （*Burkholderia cepacia*）	ST合剤、セフタジジム、ミノサイクリンなど	
鼻疽菌 （*Burkholderia mallei*）	セフタジジム、メロペネム、ST合剤など	鼻疽
類鼻疽菌 （*Burkholderia pseudomallei*）	セフタジジム、メロペネム、ST合剤など	類鼻疽

* catheter-related bloodstream infection；カテーテル関連血流感染症

感染症を引き起こす「土台の事情」

　まず、人類は微生物と共生しています。誤解されがちですが、**体内は無菌ではありません**。消化管は口腔（正確には消化管に分類されませんが、連続しているので便宜的に）から肛門に至るまで、多かれ少なかれ正常細菌叢（gut microbiota；腸内フローラとも）に覆われています。肺や気管支など呼吸器系にも正常細菌叢が存在し、免疫に関係することが示唆されるなど、注目を集めています。

　話を戻しまして、なぜ緑膿菌のような環境菌は、市中感染症ではなく医療関連感染症の原因となりやすいのでしょうか？ その問いに答えるには、感染症が起こる"土台"を考えなくてはいけません。病院には、程度や質の差はあれ、免疫不全のある人々が集まります。例えば、熱傷や血管内留置カテーテルなどで皮膚の正常なバリア機構が破綻している人、ステロイドや免疫抑制薬の投与で細胞性免疫が障害されている人、脾摘などの脾機能不全で液性免疫が障害されている人、抗癌化学療法で好中球減少状態の人などなど。

　そういった背景に加えて、広域抗菌薬やPPI（proton pump inhibitor；プロトンポンプ阻害薬）の投与などによって起こる正常細菌叢の変化は、異物に対するバリア機構に影響をもたらし、しばしば緑膿菌のようなブドウ糖非発酵菌をはじめとする環境菌が人体へ侵入・増殖するのを許すことにつながります。厳密ではありませんが、これが緑膿菌のような環境菌が人体に感染を成立させる1つのプロセスです。

　免疫健常者は、日常生活の中で環境菌と接触はするものの、自己の免疫（および正常細菌叢）の働きにより排除できているから感染が成立しにくい、ってワケですね。ドゥーユュー アンダスタンンンンドゥ！（口を開けばジョジョネタ）

　ブドウ糖非発酵菌はどれも臨床で出会うと厄介です。その中でも特に遭遇頻度の高さと厄介さに定評のある緑膿菌について、さらに掘り下げていきます。

緑膿菌②
特別扱いが必要な理由

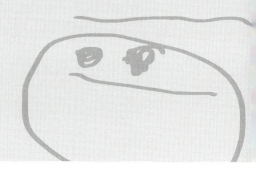

　というわけで、前項に引き続いてブドウ糖非発酵菌、中でも特に緑膿菌について解説していきます。YouTuberとかって、動画の始まりによく「というわけで〜」って言いますけど、どういうわけなんでしょうか、あれ。

緑膿菌を特別視するワケ

　これまでにお話しした通り、僕たち臨床医は緑膿菌を程度はどうあれ特別視しています。抗菌薬を選択するシチュエーションを思い返してみても、「緑膿菌カバー」という合言葉は地域や施設を問わず広く受け入れられており、もはや標準語と言っても過言ではありません。「プロテウスカバー」とか「セレウスカバー」は聞きなじみがありませんが、「緑膿菌カバー」は教科書に書いてあることすらあります。なんでこんなにも緑膿菌って特別なんでしょうか？

　その答えの1つが、**緑膿菌の持つ薬剤耐性のポテンシャル**です。黄色ブドウ球菌と比べてみましょう。こやつも大概厄介ですが、治療をする上で現実的に問題となる薬剤耐性は以下の2つくらいなものです（他にも細かいのは色々ありますが、問題になることは少ないので割愛）。

> ・ペニシリナーゼの産生＝ペニシリンに対する耐性獲得
> ・ペニシリン結合タンパク（penicillin-binding protein；PBP）の変異＝β-ラクタム系抗菌薬全般への耐性獲得

　そして、黄色ブドウ球菌の場合、薬剤感受性検査結果（表現型）を見れば、どのような耐性があるかが容易に予測でき、治療方針を決定しやすいです。例えば、こんな結果が返ってきた場合（表2.11）。

　「この黄色ブドウ球菌はペニシリンに耐性である＝ペニシリナーゼ産生株と予想される、一方セファゾリンに感性である、とどのつまり**MSSA**である」と判断でき、その瞬間に治療薬を（特殊なケースを除き）セファゾリンに絞り込むことができます。

表 2.11　薬剤感受性検査結果の例（その1）

検出菌：黄色ブドウ球菌
（*Staphylococcus aureus*）

薬剤	判定
ペニシリンG	R
アンピシリン	R
セファゾリン	S
アンピシリン・スルバクタム	S
イミペネム	S
バンコマイシン	S

表 2.12　薬剤感受性検査結果の例（その2）

検出菌：黄色ブドウ球菌
（*Staphylococcus aureus*）

薬剤	判定
ペニシリンG	R
アンピシリン	R
セファゾリン	R
アンピシリン・スルバクタム	R
イミペネム	R
バンコマイシン	S

では、こうだったら？（表2.12）

　ええ、簡単です。「β-ラクタム系が汎耐性かつバンコマイシンが感性＝PBPの変異があると予想される、よってMRSAである」と解釈できます。治療薬は、シンプルにバンコマイシンなどの"抗MRSA薬"になります。黄色ブドウ球菌の薬剤感受性検査結果の解釈はこれだけでほぼ解決です。微生物としては厄介でも、薬剤選択に関してはとっても素直、ちょっと訓練した類人猿だったら分かるレベルです。

　ですが、緑膿菌はこうはいきません。何例かまとめて見てみましょう（表2.13）。

　これらの薬剤は、いずれも「緑膿菌カバー」が可能な薬剤です。なーんだ、全部感性（S：susceptible）じゃないですか。やっぱり髙野先生、ラーメン二郎の食べすぎでオカシく……いやいやいや、違うんです。最小発育阻止濃度（minimum inhibitory concentration；MIC）まで見てから言ってください（表2.14）。

表2.13　薬剤感受性検査結果の例（その3）

検出菌：緑膿菌（*Pseudomonas aeruginosa*）

薬剤	判定		
	菌株1	菌株2	菌株3
ピペラシリン	S	S	S
ピペラシリン・タゾバクタム	S	S	S
セフタジジム	S	S	S
セフェピム	S	S	S
アズトレオナム	S	S	S
セフトロザン・タゾバクタム	S	S	S
イミペネム	S	S	S
メロペネム	S	S	S
ゲンタマイシン	S	S	S
アミカシン	S	S	S
シプロフロキサシン	S	S	S
レボフロキサシン	S	S	S

表2.14　薬剤感受性検査結果の例（その4）

検出菌：緑膿菌（*Pseudomonas aeruginosa*）

薬剤	菌株1		菌株2		菌株3	
	MIC	判定	MIC	判定	MIC	判定
ピペラシリン	8	S	≦4	S	16	S
ピペラシリン・タゾバクタム	8	S	≦4	S	16	S
セフタジジム	8	S	4	S	2	S
セフェピム	8	S	4	S	2	S
アズトレオナム	8	S	8	S	8	S
セフトロザン・タゾバクタム	≦1	S	≦1	S	≦1	S
イミペネム	2	S	1	S	2	S
メロペネム	1	S	≦0.5	S	0.5	S
ゲンタマイシン	≦2	S	≦2	S	≦2	S
アミカシン	≦4	S	≦4	S	≦4	S
シプロフロキサシン	≦0.5	S	≦0.5	S	0.5	S
レボフロキサシン	1	S	≦1	S	1	S

特に太枠の中を見てください。これらはいずれもβ-ラクタム系抗菌薬ですが、分離された菌株によって薬剤感受性が大きく異なる、すなわち全て感性なのに、MICが結構な幅を持ってバラついています。

例えばピペラシリンでは菌株2と菌株3の間で最低でも4倍違うことになります。これが「緑膿菌らしさ」の1つでして、それぞれの菌株が異なる種類の耐性機序を異なる程度で発現していると推定されます。

まあでも、これなら全ての薬剤が感性ですから、いくら種類や程度が異なる耐性機序を持つといっても、治療薬選択の上で困るケースはあまりないかもしれません。ですが、以下のような薬剤感受性の緑膿菌に遭遇することも時々あります（表2.15）。

この場合も複数の耐性機序が関与していると思われますが、クリアカットに説明できる方、いらっしゃいますか？ セフタジジムやセフェピムのような高世代セファロスポリンはおろか、カルバペネム系も耐性（R：resistant）の一方、ピペラシリンは感性で、アズトレオナムも中間耐性（I：intermediate）で……んー、慣れていないと難しいかもしれません。

この緑膿菌は過去に僕が担当した患者から分離されたものですが、メタロ-β-ラクタマーゼ（＝カルバペネマーゼの一種。カルバペネムを含む、β-ラクタム系抗菌薬の多くを分解する酵素）の産生を細菌検査室に証明してもらい、治療薬の選定に活用しました。細

表2.15 薬剤感受性検査結果の例（その5）

検出菌：緑膿菌（*Pseudomonas aeruginosa*）

薬剤	菌株4	
	MIC	判定
ピペラシリン	16	S
ピペラシリン・タゾバクタム	16	S
セフタジジム	≧32	R
セフェピム	≧32	R
アズトレオナム	16	I
セフトロザン・タゾバクタム	≧32	R
イミペネム	≧16	R
メロペネム	≧16	R
ゲンタマイシン	8	I
アミカシン	32	I
シプロフロキサシン	≦0.5	S
レボフロキサシン	2	S

菌検査室は、カルテに記載している以外にも情報をたくさん持っていますから、こういうときのために普段から細菌検査室へ足しげく通い、その道のプロである検査技師の方々とコミュニケーションを取っておくといいですね。

　要するに、**緑膿菌は実に様々な耐性機序を発現し得る**ため、黄色ブドウ球菌のようにパターン認識で耐性機序を推定することが難しいのです。当然、治療薬を選定するのも一筋縄ではいきません。

まだある、緑膿菌を特別視するワケ

　既にお腹いっぱいの方も多数と思いますが、緑膿菌の厄介ポイントはこれだけではありません。

　例えば、緑膿菌は、抗菌薬への曝露をきっかけに薬剤耐性を発現することがあります。込み入った話になるので詳細は割愛しますが、ある種のβ-ラクタマーゼ（例えばAmpC型β-ラクタマーゼの過剰産生）や、薬剤の排出ポンプの発現、DNAジャイレースの変異などなど。これらは、緑膿菌が有する多様な薬剤耐性に関連する遺伝子の発現によるもので、抗菌薬投与中に発現し、「効くはずだった抗菌薬が治療中に効かなくなる」現象が起こり得ます。

　さらに、緑膿菌は高齢者などでしばしば保菌状態（＝感染症を起こしていないが臓器に定着している状態）となります。そこでむやみに緑膿菌を叩きに行ってしまうと、次にその緑膿菌と対峙するときには新たな薬剤耐性を獲得している──あなたが直接困らなくても、患者、ひいてはあなたの次に患者の治療を行う医師が困る──なんてことがあるわけですね。器用すぎるんだよな、緑膿菌って。何でもアリです。

　したがって、僕たちが緑膿菌をカバーするのは、原則、**緑膿菌が原因微生物として確信できるときのみ**です。培養検査などで緑膿菌の関与が否定できたら、好中球減少状態やバイタルサインの不安定性などがない限りは基本的に「緑膿菌カバー」を外します。ご唱和ください、触らぬ神に祟りなし。「緑膿菌カバー」のある薬剤は必要がなければ可及的速やかにやめるなり、「緑膿菌カバー」のない薬剤にde-escalationするなりが、「ヒッジョーに、ダイジー！」（誰も分からないであろう古いネタ）。

緑膿菌③
「緑膿菌カバー」に気を取られすぎない

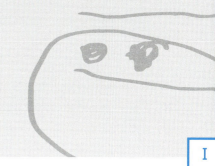

　前項であんなに連呼していましたが、実のところ、僕は「緑膿菌カバー」という言葉が好きではありません。感染症科医として勤務する中で、特に他の診療科の医師との会話で「緑膿菌カバー」を共通言語として使用することはあえて避けています。この名称が浸透していることは、功罪の両面があると思っているためです。

　「緑膿菌カバー」の名は既に市民権を得ていますし、本項で扱うような、緑膿菌に抗菌活性を持つ薬剤を1つのカテゴリとして確立した点において、教育的意義は大きいです。その一方、語感が親しみやすすぎるためか、実臨床では過剰な「緑膿菌カバー」をしばしば見掛けます。臨床現場で「緑膿菌カバー」が必要なシチュエーションがあるのは事実で、「緑膿菌カバー」が可能な薬剤を使用するに当たり特別な資格も申請も必要ありませんから、ある程度は仕方ないと思うのですが、「それでもやっぱりやりすぎだ」と思うことがままあります。

その「緑膿菌カバー」、過剰かも

　卑近な例では、「高齢者施設入所中の85歳男性、来院前日からの発熱、頻呼吸で施設職員が救急要請、診断は誤嚥性肺炎」というプレゼンテーションで、「高齢者施設入所中」だけ聞いて、早押しクイズの出場者よろしく「ピペラシリン・タゾバクタム！」と早合点してしまう若手医師。「赤のほうが一瞬早かった」……児玉清の声が聞こえてきそうです。あ、今は谷原章介か。恐らくこの若手医師は、高齢者施設の利用が緑膿菌感染症のリスクであるということを、教科書か何かで読んだのを覚えていたのだと思います。それ自体は、殊勝なことです。

　ですが、そもそも高齢者施設にも色々あります。サービス付き高齢者向け住宅のように医行為の実施が基本的にない施設から、介護療養型医療施設のように一定以上のレベルで医行為が行われる（かつ、種々の制約のためantimicrobial stewardship［AS；抗菌薬適正使用支援］を必ずしも満足に実行できない≒薬剤耐性菌リスクが大きい）施設まで様々です。

確かに「高齢者施設の利用」を緑膿菌感染症のリスク因子としてカウントしている教科書もありますが、バイタルサインが不安定だとか、緑膿菌の保菌が既に判明しているとかならともかく、「高齢者施設」即「緑膿菌カバー」はあまりにも脊髄反射すぎます。

　臨床で緑膿菌に十分な抗菌効果のある薬剤は極めて限られている上、前項で紹介した通り、緑膿菌はそれはもう器用に薬剤耐性を獲得しますので、1種類使えなくなってしまうだけで想像以上のインパクトをもたらします。「緑膿菌カバー」ができる抗菌薬は貴重なのに、「緑膿菌カバー」の一言が、これらの薬剤を必要以上に身近にしてしまったように思うのです。

　また、上記のコンテクストで「緑膿菌をカバーするかどうか」の点でしか議論が行われていない、ということも非常に重大な問題です。「緑膿菌」という微生物名が出ていることで、微生物学的診断を詰めているように見えますが、俯瞰してみるとおよそ詰められていないことに気付くでしょう。肺炎の原因菌は緑膿菌以外にもいるわけですが、「緑膿菌をカバーするかどうか」に意識を取られ、それらを全く吟味できていないということです。

　ここで1度、「5つの要素」を振り返っておきましょう（図1.1）。

　僕たちが感染症に対峙するときは、この5つの要素を例外なく検討する必要があるのです。これは、緑膿菌が絡んでいようがいまいが変わりません。丁寧に患者背景を紐解き、感染臓器を見つけ出し、予想される原因微生物を思い浮かべ、その上で必要なら緑膿菌に効果のある抗菌薬を投与すべきかを吟味するというのが正道です。「緑膿菌カバー」をするかどうかよりも、頻度の高い原因微生物をカバーするかどうかの方がよっぽど大事……な大事なアタックチャンス、なのです。アタック25好きだな、この人。

より適切な感染症診療のための5つの要素

患者背景・経過の把握
感染臓器の検索
原因微生物の推定
抗微生物薬の選択
治療経過の予想・推定

図1.1　より適切な感染症診療のための5つの要素（再掲）

「緑膿菌カバー」という単語を使うかどうか、とやかく言うつもりはありません。ですが、その前に検討すべきことをちゃんと確認しているかどうかについては、一度振り返って見直してみることをお勧めします。

緑膿菌に効果が期待できる貴重な抗菌薬

それでは本題、「緑膿菌カバー」が可能な薬剤をまとめてみましょう。緑膿菌に効果のある抗菌薬は、前述の通り、かなり限られます。最初にドンと表を出しておいた方が分かりやすいでしょう（表2.16）。

ドン。薬剤の各論をやるつもりはないので、ササーッと眺めていただきまして。感染症診療を専門としない医師が考える上で重要なのは、以下の2点です。ここはあえてシンプルにしておきましょう。

・これら緑膿菌に臨床効果が望める薬剤とそうでない薬剤とをキッチリ区別しておくこと
・「緑膿菌を起因菌として考慮したときのempiric therapyとして投与する薬剤」なのか「緑膿菌だけを相手にしたいときのdefinitive therapyとして投与する薬剤」なのかをグループ分けしておくこと

ちなみに、definitive therapyとして緑膿菌だけを叩きたいときは**ピペラシリン、セフタジジム**が最も狭域ですので、手札に持っておきましょう。表2.16にも示していますが、ピペラシリン単剤は採用がない施設も結構あると風の噂で聞いています。そういうときはセフタジジムですね。どっちもないのは困るので、セフタジジムを採用してもらってください。

くれぐれも、ピペラシリンに感受性のある緑膿菌にピペラシリン・タゾバクタム合剤をダラダラ続けたり（タゾバクタムが無駄）、重症だからといって意味もなくメロペネムを投与し続けたりというのがないように。くれぐれも、くれぐれも。

表 2.16　緑膿菌に効果のある抗菌薬

カテゴリ	薬剤（評価）、コメント
ペニシリン系	**ピペラシリン（★★★☆☆）** 緑膿菌感染症に対する definitive therapy の代表格の1つ。 重要だが不採用の施設あり
	ピペラシリン・タゾバクタム（★★★★☆） 頻用されるが、あくまで empiric therapy に限定して使う意識が重要
セファロスポリン系	**セフタジジム（★★★★☆）** 緑膿菌感染症の重要な definitive therapy の選択肢。中枢神経へもよく移行
	セフタジジム・アビバクタム（★★★☆☆） 新規の β - ラクタマーゼ阻害薬との合剤。アズトレオナムとの併用が メタロ - β - ラクタマーゼ産生グラム陰性桿菌感染症治療で期待されている
	セフォペラゾン・スルバクタム（☆☆☆☆☆） 販売中の製剤は配合比が良くない（1：1）し、使い道がない
	セフェピム（★★★★★） empiric therapy の雄。腎障害時・高用量投与時の脳症にはちょっと注意
	セフトロザン・タゾバクタム（★★★☆☆） 薬剤耐性株用。他に選択肢がなければ使う
	セフィデロコル（★★★★☆） 執筆時点で本邦におけるメタロ - β - ラクタマーゼ産生グラム陰性桿菌感染症 治療薬の最注目株
モノバクタム系	**アズトレオナム（★★★★☆）** 微妙な立ち位置だったが、メタロ - β - ラクタマーゼに比較的安定と分かり 評価が上がりつつある
カルバペネム系	**イミペネム・シラスタチン（★★★☆☆）** しばしば耐性を取られている。メロペネムを優先か
	メロペネム（★★★★☆） empiric therapy として使うこともあるが、基本は多剤耐性緑膿菌向け
	イミペネム・シラスタチン・レレバクタム（★★☆☆☆） 薬剤耐性株用。他に選択肢がなければ使う。感受性検査実施のハードルが高い
アミノグリコシド系	**トブラマイシン（★★★★☆）、アミカシン（★★★★☆）** 単剤で使うことはあまりない。多剤耐性緑膿菌治療で時々他の薬剤と併用する
フルオロキノロン系	**シプロフロキサシン（★★★★☆）** 実はレボフロキサシンよりこちらを優先したいが、採用されていないことが多い
	レボフロキサシン（★★★★☆） 信頼できるが、ちゃんと使うと添付文書上の用法を逸脱してしまうのが問題
その他	**コリスチン（★★☆☆☆）** 多剤耐性緑膿菌の特効薬ポジション「だった」

COLUMN

おれは今やつの教科書をほんのちょっぴりだが繙読したい…いや…繙読したというよりはまったく理解を超えていたのだが………
あ…ありのまま 今 起こった事を話すぜ！
「おれは 感染症の教科書を購入したと思ったら いつのまにかラーメン二郎についての雑本に変わっていた」

　でね、行ったんですよ、「こじろう」に。古ぼけた外観、お世辞にも綺麗とは言いがたい店内、イカツイ店主。前情報ないと怖くて入れないよ、これ。揚げ句の果てにその店主から発される重低音の効いた「いらっしゃせー」……。帰ろうかなもう。

　戦々競々としながら壊れかけの機械で食券を購入し、ラーメンを待ちます。で、到着したラーメンはやはり、浪人中にかの店で見たビジュアル。ラジオと調理器具の音だけが響く緊張感のある店内で、多いよこれ、食べ切れるわけないよ、とお残しする未来の自分が幾度となく頭に浮かんでは消えました。満腹ギリギリで完食し、帰り道にこれからお腹を壊すことを確信しました（で、壊した）。

　ですがこのとき、なんだか不思議な感覚だったんです。完食した達成感からなのか、お腹は痛かったけどすごく晴れ晴れしていました。この感覚に取り憑かれてしまったんでしょうね、翌日にはもう、行ってました。「こじろう」に。思えばこれが僕の「ラーメン二郎」の原点……いや、当時既に「二郎」の看板を下ろしていたので、厳密には違うんですが。

　これがp.11の「ラーメン二郎 横浜関内店」の話につながります。ちなみに「ラーメンこじろう526 武蔵小杉店」は2024年1月に閉店してしまいました。エーン。こじろうは東京都渋谷区に渋谷本店が、神奈川県鶴見区に鶴見店（かつてラーメン二郎鶴見店だった跡地）がありますが、僕にとって武蔵小杉店は特別な店舗でしたし、今の職場を選んだ決め手は「こじろう」が近いことだった（p.55の写真も、採用面接に行く道中でわざわざ下車して食べに行ったときに撮影したものでした）というのに……無念です。

要素4 抗微生物薬の選択

抗菌薬は「決める」のではなく「決まる」

　感染症診療のための「5つの要素」も後半戦、4つ目の「抗微生物薬の選択」に突入します。まずは empiric therapy をメインに解説していきます（p.49でもお伝えしたように、empiric therapy は「経験的治療」と訳されることが一般的ですが、「経験的」の響きがイマイチなので、僕は「初期治療」と呼んでいます）。

　抗微生物薬は、抗菌薬（＝抗細菌薬）、抗真菌薬、抗寄生虫薬、抗ウイルス薬の総称です。どの薬剤も基本的な考え方は同じなので、本書では皆様が最も使い慣れているであろう「抗菌薬」と言い換えて話を進めていきます。

全ての抗菌薬に精通する必要はある？

　抗菌薬って、種類が多いですよね。国によって販売されていない薬剤や剤型もあるし（例：テイコプラニンは日本にあって米国にはない、静注用アモキシシリン・クラブラン酸は日本になくて英国にはある）。

　これまでに数百、ともすれば千に届くような抗菌薬が開発され、そのうちの一握りが市場投入されては撤退し、を繰り返した結果、悠久の時の流れの中で何層にも折り重なった地層に磨かれて澄み切った水の如く、どんな感染症にも抜群の効果を示し、副作用も少なく、耐性菌の誘導も全然起こらない、スーパーウルトラミラクルで愛と真実の悪を貫くラブリーチャーミーな抗菌薬が1剤だけ残っている──なんてことはもちろんなく、令和の今でも星の数ほどの抗菌薬が販売されています。ズコー。

　では、この数多ある抗菌薬の全てに精通し、習熟する必要はあるのでしょうか？ 基本的な抗菌薬の働きから考えてみましょう。

抗菌薬は「感染症の治療」はしてくれない

　抗菌薬は細菌の増殖を抑制したり殺菌したりする薬剤ですから、細菌に対して使用すべきものです。抗菌薬が投与されて弱った細菌がマクロファージによる貪食などの免疫学的機序によって人体から排除され、傷害された組織が自己の修復能力で再生されることで、感染症は治癒します。つまり、感染症の治癒は「抗菌薬という名アシストのもと、自己免疫が効果的に異物を排除し、組織を修復した結果」であって、抗菌薬が殺菌や異物の排除、組織の修復といった感染症治療の何もかもを担っているわけではないのです。

　そして、**抗菌薬が「細菌に対して使用する薬剤」である**以上、疾患の原因となりやすい細菌または細菌群に対して最も治療効果が期待できる抗菌薬を取り揃えるのが合理的でしょう。例えば、ナイセリア・ムコサ（*Neisseria mucosa*、口腔内の常在菌の1つ）なんていう誰も意識したことのないような微生物にしか効かない抗菌薬は、臨床的な価値が皆無です。その一方、急性腎盂腎炎や急性胆管炎の原因微生物となりやすい細菌群（大腸菌やクレブシエラ・ニューモニエ、プロテウス・ミラビリスなど）をうまーくカバーしてくれるセフトリアキソンやアンピシリン・スルバクタム、あるいは黄色ブドウ球菌に対する臨床的効果が認められているセファゾリンやナフシリン（nafcillin、本邦未発売）なんかは、臨床的に重要と判断する医師が少なくないと推測します。

　そう考えると、「日常診療においてよく遭遇する微生物」と対峙するのに、この世の全ての抗菌薬が必要なわけではありません。一般臨床では、薬理学的に重要なものだけ押さえて使いこなせればいい。これが前述の問いに対する回答です。かくいう僕も、普段使いの抗菌薬は静注・経口を合わせてもせいぜい10種類と少しで、使用頻度が一段落ちる「オシャレ着」的な抗菌薬を入れても20種類を超えません。「礼服」ポジションのものを含めても30は超えないんじゃないかなあ。

　全ての抗菌薬を把握する必要はないと分かったところで、手持ちのカードの切り方を考えていきましょう。

必要な情報があれば、抗菌薬は「おのずと決まる」

　本項のタイトル、「抗菌薬は『決める』のではなく『決まる』」。ここまで読み進めていただいた皆さんなら、もしかするともうピンときていらっしゃるかもしれません。「5つの要素」のうちのアタマの3つ、**「患者背景・感染臓器・（推定）原因微生物」**の情報があれば、抗菌薬は「おのずと決まる」のです。

例えば、

> ① 患者背景：既往症のない中年女性、市中発症
> ② 感染臓器：尿路

ときたら、

> ③（推定）原因微生物：大腸菌（最も高頻度）、クレブシエラ属、プロテウス属

という事実を知っていることで、

> ④（初期治療）抗菌薬：セフトリアキソンやセフォタキシムなど（ローカルファクター
> ［地域や施設によって異なる、細菌の薬剤感受性パターン］にもよります）

という治療選択肢を導き出すことができます。

　上記はあくまで例であり、ここまでシンプルにいかないこともももちろん多いですが、基本的な思考プロセスはどのようなケースにおいても同様です。一見地味ですが、スムーズに、高い妥当性をもって治療方針を決められると思いますよ。

　empiric therapyが決まってホッと一息、数日たつと先生方が苦労して提出した微生物学的検査（菌種同定・薬剤感受性検査）の結果が返ってきます。これが治療方針を最適化する、すなわちempiric therapyからdefinitive therapyへ切り替えるタイミングです。例えば、上記の尿路感染症のケースで、血液培養や尿培養から「アンピシリンやセファゾリンに感性の大腸菌」が発育してきたとしましょう。

　よしきた、とキラッキラのキメ顔で「セフトリアキソンをセファゾリンへde-escalationします！」とカンファレンスで言うと「治療がうまくいってるんだからセフトリアキソンのままでいいだろ！」などと怒り出す先輩医師がいたりして……。次項では、こんなときにどうしたらいいかを見ていきます。

最適な治療薬を選ぶための3ステップ

　前項では主にempiric therapyについて、すなわち微生物学的診断の結果や薬剤感受性が全く判明していない状態で治療方針を決めるにはどうするか、という内容でした。本項はそこから少し時間を進め、「菌種同定・薬剤感受性検査の結果が判明した段階」でどのように立ち回るか、つまりはdefinitive therapyにどうアプローチするかという話をしていきます。

「治療がうまくいっていれば現状維持でいい」？

　前項の最後で提示した症例について、少し情報を足した上で対応を考えていきましょう。

　基礎疾患のない中年女性が、発熱と倦怠感を主訴に来院。急性腎盂腎炎の疑いで入院する方針となり、セフトリアキソン 1g/回、24時間ごとの点滴静注によって初期治療を開始しましたが、手間を惜しまず提出した血液培養2セットおよび尿培養について、下のような結果が返ってきました（**表2.17**）。

　「培養でも大腸菌が生えていて、急性腎盂腎炎の診断に矛盾はなさそうだ。何でも効きそうな大腸菌だし、次のカンファレンスでより狭域スペクトラムなセファゾリンへのde-escalationを提案しよう」と考えた研修医。準備して臨んだカンファにてこのように提案します。

表2.17　薬剤感受性検査結果の例（その6）

検出菌：大腸菌（*Escherichia coli*）

薬剤	MIC	判定
アンピシリン	≦4	S
セファゾリン	≦2	S
セフトリアキソン	≦1	S
メロペネム	≦0.13	S
レボフロキサシン	≦0.5	S

「〜という結果でしたので、抗菌薬をセファゾリン 2g/回、8時間ごとの投与へ変更しようと思うのですが」

すると、先輩医師からこのように反論されます。

「セフトリアキソンでうまくいってるんだよね？ なんでわざわざ抗菌薬を変更するの？ セフトリアキソンのまま治療すればいいんじゃないの」

返す言葉に悩む研修医……。血気盛んだった昔の僕なら「あァン!? ○○○○○○○○○!!（大人なので伏せておきました。ご想像にお任せします）」などと詰め寄ってしまうかもしれませんが、これはまあ置いておいて。

結論から申し上げますが、研修医が勇気を出してカンファで言ったことは極めて正当です。急性腎盂腎炎の臨床診断はこの研修医が頑張って出した培養検査の結果に裏打ちされますから、セファゾリン（や、この菌株ではアンピシリン）は十分治療効果が期待できます。やはりこれは治療を最適化、すなわち**empiric therapyをdefinitive therapyへ変更**する絶好のチャンスです。

では、どうしたら先輩医師の重い腰は動くでしょうか？

標的治療への3ステップ

ことempiric therapyにおいては、原因微生物およびその薬剤感受性まで判明するケースは極めて少ないですから、特に敗血症性ショックや急性細菌性髄膜炎、発熱性好中球減少症など緊急性が高い疾患の場合は、患者の救命のために広域スペクトラムの抗菌薬の一時的な使用も厭いません。しかしこの症例のように、適切に微生物学的検査（血液培養や喀痰培養、髄液培養など）が提出されていれば、empiric therapyの広域抗菌薬を狭域の抗菌薬にde-escalationすることや、逆により広域の抗菌薬にescalationすることが可能となり、臓器・微生物特異的な最適治療＝definitive therapyを導くことができます。

標的治療薬を決める際には、3つのステップが存在します。Empiric therapyが「患者背景・感染臓器・（推定）原因微生物」によって導き出されるのに似てますね。それがこちら（図2.10）。

最初に考えなければならないことは、治療効果が最も高いものはどれか。これは言うまでもないと思います。

標的治療薬選択の3つのステップ

ステップ1：最大の治療効果
患者の感染症を最大限治療可能であること

ステップ2：最小の有害事象
起こり得る副作用が最小であること

ステップ3：最小の耐性菌誘導（選択圧）
耐性菌の誘導を最小限に抑えること

＋コスト、投与の簡便さ、アクセスの良さなど

図2.10　標的治療薬選択の3つのステップ

もし治療効果が同等に高い薬剤が複数残った場合は次のステップに進み、それらの中から、有害事象が起こる可能性が最も低いもの、または有害事象の程度が最も低いものを選択します。

それでも複数の薬剤が選択肢として残ったら、その中で最も耐性菌を誘導しにくいものを選びましょう。厳密ではありませんが、今はとりあえず「より狭域スペクトラムのもの」と解釈いただければ結構です。

そこまでしても決まらなければ、コスト（1日にかかる薬価がいくらか）、投与の簡便さ（静注より経口）、薬剤へのアクセスの良さ（院内に在庫があるか）などが判断材料になります。

ではこの3ステップで、上記の症例においてセフトリアキソンとセファゾリンのどちらがいいのか考えてみましょう。

ステップ1：治療効果
どちらも適切な投与設計であるという前提では、2剤の間で大きな差はないと言っていいでしょう。引き分けなのでステップ2へ進む。

ステップ2：有害事象
セフトリアキソンはしばしば胆泥の貯留を招き、胆石発作様の症状を起こしたり、カルシウムを含む輸液との同時投与で結晶が析出したり（新生児で死亡例あり！）するので、まれな副作用まで入れてリスクを考えるとセフトリアキソンの優先度の方が若干落ちるかもしれません。

ここでセファゾリンのカードを切ると決断してもいいのですが、個人的には安全性は
どっこいどっこいという思いがあり……んー、とりあえずステップ3に進んでみてもいいです
か？

ステップ3：耐性菌誘導

　先ほど「より狭域スペクトラムのもの」がいいと述べましたが、セフトリアキソンとセファ
ゾリンとを比較すると明らかにセファゾリンの方が狭域ですから、ステップ3はセファゾリ
ンの圧勝です。

　というわけで、本ケースの標的治療薬はセファゾリンがベター。やっぱり研修医が言っ
たことが正しかったことになります。

　ちなみに、セフトリアキソン vs. アンピシリンでも、全く同じアプローチでアンピシリン
の勝利です。一般にセファゾリンよりアンピシリンの方が狭域と考えられていますから、施
設で採用されていればアンピシリンがベストでしょう。

「治療がうまくいくこと」と「最適の治療であること」

　この症例は、セフトリアキソンでもセファゾリンでも、なんなら同じく感性だと判明して
いるメロペネムやレボフロキサシンでも「治療がうまくいく」可能性は高いと思います。で
すが、本書をお読みの先生方にはぜひ、「治療がうまくいくか」の軸と「最適な治療である
か」の軸を別々に両方持っていただきたいのです。

　今回の急性腎盂腎炎の原因となった大腸菌の背後には、無数の正常細菌叢が存在しま
す。人体は無菌状態にはほど遠く、常に数多の細菌と共生しているのです。正常細菌叢は
時に人体にとって有益（免疫をサポートしたり、有毒な菌を直接排除したり）なので、残せ
るならば残しておきたい。

　そう考えると、セフトリアキソンで治療を継続するのではなく、メロペネムやレボフロキ
サシンなどというべらぼうに広い抗菌スペクトラムの薬剤に変更するのでもなく、狭域スペ
クトラムであるセファゾリン（あるいはアンピシリン）を十分な量投与して、大腸菌以外の
細菌叢へのダメージ（「巻き添え被害」を意味する軍事用語の転用でcollateral damage
とも呼ばれます）を最小限に抑えるのがベター。感染症診療において「オーバーキル」は
常に有害です。スライムを倒すのにマダンテ※は過剰であり、有害ということです（ドラク
エネタ。通じますか？）。

※ 編集部注：自身のMP（魔力）を全て消費し、敵に大ダメージを与える呪文だそうです

もう1つ、広域スペクトラム抗菌薬使用の弊害を。前項で、「令和の今でも星の数ほどの抗菌薬が販売されています」と申し上げました。その一方で、「新規抗菌薬の開発・上市のペースは極めて遅い」ということも、また我々が受け入れざるを得ない現状です。それも日本に限らず世界的に。もはや「別に今ある抗菌薬が耐性を獲得したって、新しい抗菌薬を使えばいい」という古き良き時代は終焉し、私たちは手持ちの武器＝現存する抗菌薬をこれまで以上に適切に使い、年々強まる薬剤耐性と戦わなくてはならないということも、記憶に留めておきたいところです。

ここまで読んでいただき、今後経験と惰性で抗菌薬を持ち出すのではなく、適切なプロセスを理解して抗菌薬を適正に使用しようと思っていただけたならば、これ以上のことはありません。

薬剤感受性検査結果は「共通言語」

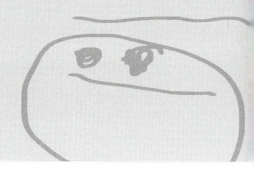

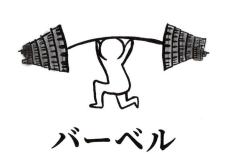

バベルの
バーベル

「抗菌薬なんてSのヤツを選んでおけばいいんだよ！」──。こんな考え方の医師って、年次によらず案外たくさんいらっしゃいます。振り返れば自分自身も研修医の頃、薬剤感受性の表を上から縦読みして、最初にSって書いてある抗菌薬を選ぶこともありました。「Sなんだから効くに決まってるでショ」と。感染症診療の勉強の仕方も分からなかったし、上席医師がどうやっているのかを見て学ぶしかなかったんですよね、あの頃は。

本書をここまで読んでくださった方は「違うだろ！ こうだろ！」と声を上げられるくらいの自信をつけられたんじゃないかと思います。自信がない人はもう1周冒頭から読んできてください（うそ）。冗談は置いておいて、「抗菌薬なんてSのヤツを選んでおけばいい」と思っていると、結構足をすくわれます。

検査室の「言語」とベッドサイドの「言語」

そもそも、微生物の薬剤感受性検査結果の見方をご存じでしょうか。これはCLSI（Clinical and Laboratory Standards Institute）やEUCAST（The European Committee on Antimicrobial Susceptibility Testing）といった機関が、個々の微生物に対して抗菌薬の効果が期待できるか、検査結果を標準化し臨床の情報へ換言できるようにしたものです。「この薬剤のこういう投与設計だったら、この微生物のドコドコの臓器の感染症には治療効果が期待できるやで〜（エセ関西弁）」といった具合に、細菌検査室とベッドサイドとの共通言語を提供してくれているわけですね。

さて、この共通言語ですが、先生方は正しく習得できていますか？ P.70から取り上げた、緑膿菌を題材にして具体例を考えてみましょう。

投与設計を「ちゃんと」考える

前述のCLSIやEUCASTはいずれも、**ある感染症に対して「臓器・微生物・薬剤の選択およびその投与設計」が適切に検討されて初めて「治療効果が期待できる＝Sですよ」**とお墨付きをくれることになっています。このSとRを区別する最小発育阻止濃度（MIC）をbreakpoint（ブレイクポイント）と呼びます。

今回は緑膿菌の菌血症で考えてみましょう。

血液培養で発育してきた緑膿菌の感受性結果が**表2.18**の通りだったとします（ちなみにこのブレイクポイントはCLSI M100-Ed34:2024準拠）。セフェピム（俗に言う"第4世代"セファロスポリン系）とカルバペネム系、あとアミカシン（アミノグリコシド系）がS、それ以外がI、R……。細かいところはいいですが、表現型からはAmpC型β-ラクタマーゼの過剰産生によるβ-ラクタム系抗菌薬耐性と、DNAジャイレースの遺伝子変異などによるキノロン耐性が予想されます。

化膿性脊椎炎や深部膿瘍のような遠隔病巣はない（緑膿菌菌血症のみ）と仮定すると、このケースでは（多少意見が分かれると思いますが）セフェピムあるいはカルバペネム系

表2.18　薬剤感受性検査結果の例（その7）

検出菌：緑膿菌（*Pseudomonas aeruginosa*）

薬剤	MIC	判定
ピペラシリン	≧64	R
ピペラシリン・タゾバクタム	≧64	R
セフタジジム	16	I
セフェピム	4	S
アズトレオナム	≧32	R
セフトロザン・タゾバクタム	8	R
イミペネム	2	S
メロペネム	≦0.5	S
アミカシン	≦4	S
シプロフロキサシン	≧2	R
レボフロキサシン	≧4	R

単剤が definitive therapy の候補に挙がることが多いと思います。

　カルバペネム系は温存することにして、セフェピムで治療を試みたとしましょう。では、セフェピムの投与設計はどのようにすればいいでしょうか？「添付文書通り、とりあえず1g/回を12時間ごと」……？

　ノン。これではいけませんね。CLSI M100-Ed34:2024で、セフェピムの緑膿菌に対するSの基準を見てみますと、" 1g IV (intravenous) q (quaque) 8h or 2g IV q 12h"、すなわち「1g/回を8時間ごと、または2g/回を12時間ごとに静脈内投与した場合のブレイクポイントだぞ」と記載があります。**この投与設計でなければCLSIは緑膿菌に対するセフェピムの効果を保証しない**ということです。ここ、大事ですよ。いいですか？「Sだからこの薬剤や！ 投与設計？ Sなんやからテキトーに使っとけばエエやろ！（エセ関西弁）」では、感染症診療はうまくいきません。

「S」の意味するところを理解しよう

　このように、CLSIやEUCASTのようないわば第三者がSをSと定義づけている以上、我々は「どう薬剤を選択し、どう投与設計をすればSとみなせるのか」を考える必要があります。そうでなければSをSとして扱えないのですから。

　感染症の世界において、バベルの塔はとっくのとうに崩壊しています。相手に日本語で話しかけられたら、こちらも日本語で解釈し返答すべきです。個人がSの意味するところを理解しないまま、他者と意思疎通を図ることは、困難。日本語の質問にスワヒリ語で答えるような真似をしていては、首を傾げられるだけですから。

　ちょっとマニアックな感が否めませんが、概要は掴めましたか？ Sの抗菌薬を選んだその先、すなわち「Sの抗菌薬をどう使うか？」がまず重要だと認識しておいてください。

　「じゃあ髙野先生、培養検査で何かしら細菌が生えてきて、セフェピムがSだったらとりあえずこの投与設計をちゃんと踏襲すればいいって話でしょ？」……違うんです。引き続きCLSI M100を片手に、次項で詳しく見ていきましょう。

「SなのにSじゃない」一体なぜ？

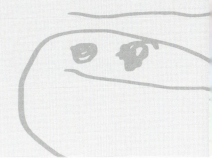

P.75で、「緑膿菌カバー」の話をしましたが、似た言葉に「緑膿菌ドーズ」があります。先生方は「緑膿菌ドーズ」について、どのくらいご存じですか。「緑膿菌カバー」と同様、臨床の現場ではある程度知られた言い回しではあるものの、実態が分からないという先生も多くいらっしゃると思います。

「緑膿菌ドーズ」って、何ね？

単刀直入に申し上げましょう。緑膿菌感染症を治療する場合、他のグラム陰性桿菌感染症（大腸菌のような腸内細菌目細菌など）を治療する場合よりも、ベースの抗菌薬投与量を引き上げなければなりません。これが「緑膿菌ドーズ」の正体です。この「ベースの抗菌薬投与量の引き上げ」は、CLSIやEUCASTが定めるブレイクポイントに準拠するため、すなわち薬剤感受性検査結果のSをSと読むために必要なのです。

例えば、何度か名前の出ている、セフタジジムという第3世代セファロスポリン系抗菌薬があります。表2.19の通り、腎機能異常のない成人という前提において、緑膿菌とその他のグラム陰性桿菌との間で必要量が異なります。

同じSでも相手が緑膿菌なのか大腸菌なのかで使う抗菌薬の量が変わる、これが「緑膿菌ドーズ」の本質です。逆に言えば、この投与量（およびこの投与量を基準とした調整投与量）でなければ、SをSと読んでいいことにはなりません。

表2.19　セフタジジムがSとなる場合の投与量

原因微生物	投与量
緑膿菌	1回1gを6時間ごと、または1回2gを8時間ごとに点滴静注
腸内細菌目細菌	1回1gを8時間ごとに点滴静注

※体重50kg以上、腎機能異常なしと仮定した場合

表2.20 「緑膿菌ドーズ」の例

薬剤	緑膿菌	腸内細菌目細菌
セフタジジム	1回1gを6時間ごと、または 1回2gを8時間ごとに点滴静注	1回1gを8時間ごとに点滴静注
ピペラシリン・ タゾバクタム	1回4.5gを6時間ごとに 30～180分かけて点滴静注	1回3.375～4.5gを 6時間ごとに点滴静注
アズトレオナム	1回1gを6時間ごと、または 1回2gを8時間ごとに点滴静注	1回1gを8時間ごとに点滴静注
シプロフロキサシン	1回400mgを8時間ごとに 点滴静注	1回400mgを12時間ごとに点滴静注、 または1回500mgを12時間ごとに内服

※ いずれも体重50kg以上、腎機能異常なしと仮定した場合

　ペニシリン系抗菌薬とβ-ラクタマーゼ阻害薬の合剤であるピペラシリン・タゾバクタム、あまり馴染みがないかもしれませんがモノバクタム系に属するアズトレオナムなども、同様に緑膿菌感染症を治療するか否かで基本の投与量が変わります。ここは知識の有無で大きく差が出る部分で、しかも教科書でもあまり詳しく書かれていません（意外なことに）。これを読んだ先生方は、ぜひ同僚や後輩に「緑膿菌感染症はこれこれこうなんだゼ」と、ほんの少ししたり顔で教えてあげてください。決してエラそうな感じにならないように、ここポイントです。CLSIが「緑膿菌ドーズ」を定めている抗菌薬と、その基本の投与量を一応まとめておきますので、振り返りに使ってください（表2.20）。

遂にトドメ、「Sではないs」すら存在する

　ここまで読んでいただいて、「抗菌薬の投与設計を気にしろってことで、別にSはSでしょ。Sだったら治療できるんでしょ」って思われた方もいらっしゃるだろうと思います。確かにね、風呂敷を広げすぎちゃった感はあります。すみません。

　ですが、これはやはりNO。

　実は、「Sと書いてあるのにSではないケース」がいくつか存在します。緑膿菌から少し離れますが、例えば腸球菌（*Enterococcus* spp.）。熱源精査のために提出した血液培養からエンテロコッカス・フェカリス（*Enterococcus faecalis*）が発育し、こんな薬剤感受性検査結果が返ってきたとしましょう（表2.21）。

　アンピシリンを選択するのがセオリー通りですが、アレルギーなどなんらかの理由でレボフロキサシンを選択しようと思った、と仮定しましょう（こんなシチュエーションはほとんどありませんが）。レボフロキサシン、誰の目にもSって書いてありますよね。僕の曇り

「Sなのに S じゃない」一体なぜ？

表2.21　薬剤感受性検査結果の例（その8）

検出菌：エンテロコッカス・フェカリス
（*Enterococcus faecalis*）

薬剤	MIC	判定
ペニシリンG	4	S
アンピシリン	1	S
セファゾリン	≧32	R
イミペネム	≦2	R
アンピシリン・スルバクタム	≦4	S
ゲンタマイシン	≧16	R
アミカシン	≧64	R
アルベカシン	≧16	R
エリスロマイシン	≧8	R
クリンダマイシン	≧4	R
ミノサイクリン	8	I
レボフロキサシン	≦1	S
バンコマイシン	1	S
テイコプラニン	≦0.5	S
リネゾリド	1	S
ダプトマイシン	2	S

なき眼（まなこ）にも、Sが燦然と輝きを放ちながら映ります。

　ですが……ブッブー。腸球菌の菌血症に対して、レボフロキサシンは使えません。たとえSと書いてあったとしてもです。なぜなら、腸球菌に対してレボフロキサシンを投与する場合、CLSIが設定しているブレイクポイントは「尿路感染症の場合に限る」という注釈（CLSI M100-Ed34:2024には、"Report only on organisms isolated from the urinary tract."と記載）があるからです。

　重箱の隅つつき感が否めませんが、このように「知らなければ足をすくわれるケース」があるのも事実なのです。Sだからといって、いついかなる場合もSなわけではありません。

　薬剤感受性検査結果は「検査室とベッドサイドをつなぐ共通言語」と話してきましたが、Sと言われて何も吟味することなくSと理解してしまっていては、共通言語を理解したことにはなりません。「スケベニンゲン」と言われてスケベな人間を思い浮かべるのか、それともオランダの都市を思い浮かべるのか、文脈やその言語を使うためのルールを考えて判断しなければならないのと同じです。

共通言語を理解するため、最低限の知識を備えよう

　ここまで読んでいただいて、どうでしょう。本当に「抗菌薬なんてSのヤツを選んでおけばいい」のでしょうか？ ひいては、感染臓器も投与設計も何も考えないで、Sと書いてある薬剤をテキトーに投与しておけばいいでしょうか？ そのようなプラクティスで得られる治療効果は、誰も保証してくれません。そこまでいい加減でやり過ごせるほど感染症診療は甘っチョロくないのです。

　Sの抗菌薬の中で最も妥当、すなわちエビデンスに裏打ちされた臨床的効果のある治療薬はどれか、そしてそのための投与設計はいかなるものか、を考えるのが肝要なのです。この共通言語を理解するための最低限の知識は備えておくといいでしょう……と言うと「CLSIのM100を読み込めってことですね！？」というやや前のめりな研修医がまれにいます。もちろんそれができる人は読んでいただいて、非専門医の方はJohns Hopkins ABX Guideやサンフォード感染症治療ガイドなどの手近なリファレンスを都度開く、というのがちょうどいいと個人的には思います（リファレンスを活用しよう、という話はp.108で詳しく取り上げているのでそちらもご覧ください）。あ、これらのリファレンスですが、たまに本邦の添付文書に記載されている用法・用量と異なる場合があるので要注意。

　ちょっとマニアックな話でしたが、これで「抗菌薬なんてSのヤツを〜」なんていう暴徒の右頬に理論のグーパンチを叩き込めるようになりましたね。

COLUMN

　どんなことにもルールがあります。廊下は走らない、口に物が入ったままにしゃべらない、仕事を休むときは上司に連絡する、血液培養は2セット出す、様々なルールの中で僕たちは生活しています。

　ラーメン二郎にも、ルールがいくつかあります。それは客側にも、店側にも。店側のルールの1つが「営業時間中、店主は必ず厨房に立たなければならない」というものです。

　全国のラーメン二郎は直営でもフランチャイズでもなく、支店および本店で所定の修行を終えた者が新たに開店する支店の店長を担い、原則経営も独自に行われます。ある種の「暖簾分け」のシステムに近いです。

　この経営の自由度は高く、仕入れやメニュー構成などもある程度支店長の采配に任されます。例えば、松戸駅前店では豚（チャーシューのことです）の材料としてSPF豚（Specific Pathogen Freeの略。特定病原体を持たない豚のこと）を使用している時期があったり、ラーメン二郎をラーメン二郎たらしめていると言っても過言ではない太麺の製麺方法が店舗ごとに違ったりと、店舗間の差異は枚挙にいとまがありません。そのため店舗によって香りや味わい、仕上がりが大きく異なります。これはラーメン二郎というコンテンツを楽しむにあたっての重要なファクターの1つです。

　ちなみに完全にフリーダムというわけではなく、味付けの醤油（とみりん風調味料）だけは指定されるようです。支店の経営は自由とはいえ、ルールはルールということのようです。仮に「営業時間中、店主は必ず厨房に立たなければならない」というルールを破ったら、一体どうなってしまうんでしょうね……。

S、I、RにSDDってどういう意味？

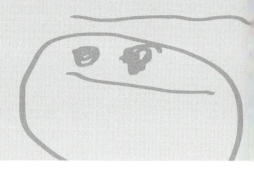

　僕がまだ幼かった1999年（平成11年）、NHK教育テレビ（当時）「おかあさんといっしょ」の楽曲として、世界を席巻するスマッシュヒット「だんご3兄弟」が登場しました。僕は今でこそクラシックを聴いたりアマチュアながらチューバを吹いたりしますが、当時9歳の僕はピアノを習っていた（嫌々）とはいえ、音楽にはおよそ興味がなく、「だんご3兄弟」がなぜこんなにもブームになっているのか全くピンときていませんでした。

　時は流れて、家庭を持った今、子どもと「おかあさんといっしょ」で流れる曲を聴いていたら「だんご3兄弟」のことをふと思い出しました。iTunes Storeで購入して聴いてみたところ、気付いたんですよ。短調かつ明らかに子ども向けではない音楽ジャンル"タンゴ"に乗せられた軽妙かつ覚えやすい歌詞、そして手っ取り早く聴き手の気を引くことができる定番テク、変拍子──。子どものときにはなんとも思わなかった、聴き手を飽きさせないテクニックがたくさん詰め込まれているのです。

　当時のブームは子どもというより大人の中で発生していたような気がしますが、なるほど、納得。「感性って年を取ると変容するもんだ」と実感した瞬間でした。

　さて、本項では感染症業界のだんご3兄弟こと「S、I、R」について解説していきます。いつにも増していいかげんな導入だな……。

「S、I、R」の本質

　まず確認しておきたいのが、「S、I、R」は「細菌検査室とベッドサイドのやりとりに必要な言語」であるという点です。例えば、細菌検査室で得られた検査結果は以下のように言語化されます。

> 「〇〇という細菌（菌株）を、濃度××の△△という抗菌薬に曝露すると発育が阻害された。だからこれはS（あるいは、発育が阻害されなかった。だからこれはR）」

　我々臨床医は、この細菌検査室からのメッセージを適切に読み解き、以下のような判断を下さなければなりません。

> 「Sだということは、△△という抗菌薬をこの投与設計で投与すれば、治療効果が得られるだろう」
> 「Rだから、△△という抗菌薬は治療効果が期待できない（よって投与は不適である）」

「Sだからどんな投与設計でもいい」わけでもないですし、限られたケースでは「SをSと読んではいけないケースもある」ことを、深く胸に刻んでおく必要があります。だからこそ、各細菌の各感染症に対する第一選択薬をある程度記憶しておくべきと言えるわけですね。

「S、I、R」って結局何ね？

さて、細菌検査結果でよく見るS、I、Rの文字。これを紐解きましょう。

まず、S。研修医が「Sはsensitiveで」なんて言い出したら、時代に逆行するような激しい叱責……はいけませんが、しっかりと正す必要があります。**SはsusceptibleのS**です。断じてsensitiveではありません。まあもっとも、最近はsensitiveと記載している教科書も散見されますが、基本的には**susceptible**です。日本語では「**感性**」。これもよくある間違いですが、「感受性」ではありません。「この大腸菌はアンピシリンに感性」といった感じで使います。「アンピシリンに感受性」とは言いません。

"言いまつがい"があっても誰も傷つきませんが、用語は正しくね。ちなみに僕の地元である「茨城県」は「いばら"き"けん」であって「いばら"ぎ"けん」ではありません。茨城県内でも県北に行くと、訛りのせいで全部「いばら"ぎ"けん」に聞こえるけど。かつて娘が「なかがわけ…なかがわけ…」と言いながら都道府県パズルのピースを探していたことがあるのですが、「神奈川県」も「なかがわけ（中川家）」ではありません。ピッ！ 帝京ボール（鉄板ネタ）。

次にI。**IはintermediateのI**で、日本語では「**中間耐性**」と言います。ここは深めるとヤヤコシヤ〜なので、基本的には次のRと読み替えてもらって構いません。

なお、Iには、この数年で結構浸透した概念であるSDDという仲間がいます。もう既に記憶容量がカツカツの方はいったん読み飛ばし、1週間くらい心頭滅却してから読み直してください。

SDDは、カルテの検査結果欄でお目にかかることはあまりなく、Iで報告されるケースが多いようには思いますが、"susceptible dose dependent"の頭文字です。「投与量ま

たは投与回数を増やせばSですよ」ということですね。

P.78で「緑膿菌カバー」ができる薬剤として紹介したセフェピムで考えてみましょう。例えば、大腸菌などの腸内細菌目細菌感染症を治療する場合。MICが2以下であればSの判定となり、通常「1回1gを8時間ごと、または1回2gを12時間ごとに点滴静注」です。16以上ならRの判定となるので、セフェピムは無効。と、これらは頭を悩ませなくてヨシ。

しかしMICが4や8だとSDDに該当するため、「1回2gを8時間ごとに3時間かけて点滴静注」にdose upする、すなわち「投与量、投与回数を増やす」ことによってSとみなせるようになり、十分な治療効果が期待できると判断できるわけですね。先述の通り、カルテの画面上はIで返ってくることがほとんどです。このようなケースでセフェピムを投与するシチュエーションに遭遇したら、IをSDDに、つまり「投与設計を工夫すればSと読んでいい」と頭の中で読み替えるというワケ。ちょっと難しかったでしょうか。

最後にR。**R は resistant の R**。文字通り「**耐性**」です。Rと判定されている抗菌薬をあえて使用するケースというのは極めてまれ（あくまで、まれ。ゼロではありません）ですので、ここはあまりツッコまなくていいと思います。

「SかIかRか」だけ読む時代は近く終焉を迎える

肌感覚では既に馴染みがあるであろう「S、I、R」について、より深く理解できたでしょうか。かつては「S、I、Rだけ見て判断すればいい」という教えも多く、現在でもほとんどの場合通用してしまうのですが、先述したセフェピムのSDDの例や、「グラム陽性レンサ球菌による感染性心内膜炎の治療において、ペニシリンGのMICの値により抗菌薬の投与設計が変わる」ケースなど、少々特別な扱いが必要なケースが年々増えていることもあり、一般臨床医のレベルでもブレイクポイントの扱いに慣れておくべき時代になりつつあります。

2024年現在では、もしかするとまだ「やりすぎだ」という声も上がるかもしれませんが、せっかくここまで読んでいただきましたから、こういうトピックがあることは頭の片隅に置いておいてくださいね。

MICの正しい使い方

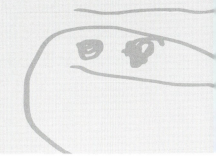

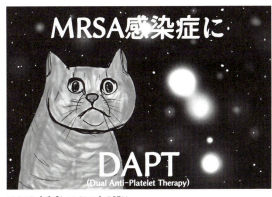

※ DAP（ダプトマイシン）の誤り

　医療業界には、略語や略号があふれています。それらは専門家の間では受け入れられている一方、非専門家には抵抗感を抱かせるものでもあります。個人的には、循環器内科や心臓外科領域で使われる略語の多さ（と、複雑さ）に圧倒されるのですが、感染症領域にも山のように略語があります。

　抗菌薬の略語が最たる例でしょう。ABPC、CTRX、MEPM、LVFX……。僕が研修医として働き始めた当時、こうした略語を覚えるのには非常に苦労しました。覚えなければ、上席医師たちのカルテに書いてある暗号を解読するのに時間を要してしまうので、それなりに悩みの種でした。思えば、当時から略語嫌いは始まっていた──。

　そう、何を隠そう僕は略語アンチで、自分が書くカルテには可能な限り略語を使わず、英語フルスペルかカタカナで表記すると決めています。特に、抗菌薬の略語は絶対に使いません。他人がカルテを読む際に、頭の中で略語を正式名称に変換する一手間は無駄だと思うからです。自分のエゴやルーチンや常識の押し付けでカルテを書くのは、ご法度。

　ただ、略語を使えばその分カルテが短くなりますし、絶対に略語を使ってはならないということではありません。略語を使うときは初出時にフルスペルかカタカナを添える、くらいの配慮が個人的にはお勧めです。「ceftriaxone（CTRX）」とか、「セフトリアキソン（CTRX）」とかね。

MICが一番低いのは？

　抗菌薬の略語が大量に出現するものと言えば薬剤感受性検査結果です。焼き直しですが、p.92で登場した腸球菌のエンテロコッカス・フェカリスにより菌血症を起こしたと仮定して、その薬剤感受性検査結果を見てみましょう（表2.21）。

表2.21　薬剤感受性検査結果の例（その8）（再掲）

検出菌：エンテロコッカス・フェカリス
（*Enterococcus faecalis*）

薬剤	MIC	判定
ペニシリンG	4	S
アンピシリン	1	S
セファゾリン	≧32	R
イミペネム	≦2	R
アンピシリン・スルバクタム	≦4	S
ゲンタマイシン	≧16	R
アミカシン	≧64	R
アルベカシン	≧16	R
エリスロマイシン	≧8	R
クリンダマイシン	≧4	R
ミノサイクリン	8	I
レボフロキサシン	≦1	S
バンコマイシン	1	S
テイコプラニン	≦0.5	S
リネゾリド	1	S
ダプトマイシン	2	S

　本書に抗菌薬の略語は登場しませんのでご安心ください。さてここで質問。

　この中で、MICが最も低いのはどの抗菌薬でしょうか。

　テイコプラニンのMICが0.5μg/mL以下、レボフロキサシンも1μg/mL以下ですから低そうですね（普段あまり意識することがないかもしれませんが、MICの単位は「μg/mL」です）。その他、イミペネムやアンピシリン・スルバクタムもそれぞれ○○以下、という書き方になっています。ではこの中でMICが最も低いのは……？

分からないんです。

〇〇以下、と記載されている薬剤が複数ある時点で、決められるはずがありません。テイコプラニンのMICが0.00000000005μg/mLで、レボフロキサシンのそれは0.5μg/mLかもしれないし、その逆の可能性もあります。どの抗菌薬のMICが一番低いかは「分からない」が正解。

もとい、分かる必要もないのです。なぜでしょう？

「MICが低い薬剤を選ぶ」のは、ほとんどの場合不正解

病棟で、こんな会話を耳にすることがあります。「△△という抗菌薬が1番"MICが低い"から、△△に変更しよう」── これ、ほっっっっっっっとんどの場合、間違いです。断言します。その理由は大きく2つあります。

P.88から、「薬剤感受性検査結果は、検査室とベッドサイドの間で使われる共通言語だ」という話をしてきました。具体的には以下のようなコミュニケーションが行われますよね。

細菌検査室のスタッフ
① 菌種同定およびその薬剤感受性検査を実施
② その結果からプロトコルにのっとりS、I、Rを判定

ベッドサイドの臨床医
③ 検査結果を見て臓器・解剖学的に診断
④ 最も効果が期待できる抗菌薬（＝対象の微生物への第一選択薬）を選択
⑤ 適切な投与量・投与期間でこれを処方

この中でMICが関わるのは②だけです。細菌検査室で得られた薬剤感受性検査結果をブレイクポイントの基準に当てはめてS、I、Rに振り分けたら、それ以降MICの出番は（ほぼ）ありません。MICは基本的に検査室の中の言語であって、ベッドサイドで振りかざすようなものではないのです。しかるに、ベッドサイドにおいて臨床医がMICの高低で臨床判断をするなんてことは、ほとんどの場合、野暮です。

細菌検査室では「MICを測定していない」

既にお気付きの方もいらっしゃるかもしれませんが、「MICが低い薬剤を選ぶ」のが間違いであるもう1つの理由として、細菌検査室では「正確なMICを測定していない」ことが挙げられます。

先ほど提示した腸球菌の薬剤感受性検査結果のように、一部のMICの記載が「≦〇〇μg/mL」と、不等号付きになっている理由をご存じですか？　もちろん、機器や試薬の問題でこれ以上測定できないという面もあるのですが、本質は「CLSIなどが定める基準以下のMICを測定する必要がない」ことです。若干の例外はありますけどね。

　腸球菌についてCLSI M100-Ed34:2024を見てみると、テイコプラニンのブレイクポイントは≦8μg/mLでS、16μg/mLでI、≧32μg/mLでRとなっていますから、8μg/mLで発育を阻害できることが確認できれば十分なのですが、**表2.21**では機器や試薬の都合により≦0.5μg/mLと報告されているものと推測されます。

　いずれにしても、MICが0.5μg/mL以下であれば絶対にSの基準を満たしますから、手間と時間をかけて正確なMICを報告する必要がない、とどのつまり、より上か下かが分かればいいのです。

　繰り返しますが、**薬剤感受性検査結果に表示されているMICの中で1番低いものは分かりません**。そもそも分からなくていいんです、臨床判断にほとんど影響しないので。したがって、薬剤感受性検査結果でMICの値だけを見て治療薬を選択することもありません。よくある間違いですから覚えておいてくださいね。

COLUMN

　一連のコラムは書籍化する際の書き下ろしなのですが、ちゃんと僕、担当編集の方に聞いたんですよ。「医学と全く関係ない話をコラムにして載せてもいいですか」って。そしたら「ハイ！よろこんで！」くらいのお返事だったため、間違えて庄やのスタッフにメール送っちゃったかと思いました。

　P.95で、ラーメン二郎のルールについて触れました。店側のルールもまだまだ話したいのですがあまりにもマニアックで誰も付いてこられないでしょうから、いや髙野先生、まだこのコラムに誰か付いてきてると思ってるんですかという声も多数あると思うのですが、客側のルールで興味深いものをお話ししたいと思います。いや髙野先生、まだこのコラムに誰か付いてきてると思ってるんですか？（2回目）

　客側の（暗黙の）ルールの1つに、「スマホや雑誌を見ながらダラダラと長時間席に居座ってはいけない」というものがあります。ごはんくらいゆっくり食べさせてくれという意見も多いとは思いますが、ええ、ルールです。

　多くの店舗では大釜で5～6人分の麺を一挙に茹でており、平ザルを使って1人分ずつ丼に分けていきます（上野毛店など一部店舗は例外で、テボザルと呼ばれる1人分のみ茹でられる丸いザルを使用）。やってみると分かりますが、適切な麺量（大・小・麺少なめ・麺半分など）に分けて丼にあげるのは想像以上に難しく、熟練を要するところです。

　ラーメン二郎はカウンター席10～12席のみでテーブル席を設けていない店舗がほとんどな上、常に行列で絶えず客が出入りするため空席がほぼ生じません。食べ終わるのが遅い人がいると、次にその席に座る客の麺が先に茹で上がってしまい、「ラーメンはできているのに客が着席できていない」状況が生じます。こりゃー大事、麺がどんどん伸びてしまいます。だからある程度のスピード感で食べ終え、次の客に適切に席を譲る必要があるわけですね。思いやり、大事。

| 要素5 | 治療経過の予想・推定

治療効果を「目視」せよ

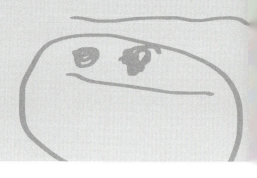

人性之善也、猶水之就下也。(『孟子』告子上)

人性の善なるは、猶ほ水の下(ひく)きに就くがごときなり――。「人の本性が善であることは、水が高いところから低いところに流れるように、自然の摂理である」という言葉ですが、現代では「水は低きに流れ、人は易きに流れる」という格言に形を変えて広く知られています。これは「水が高いところから低いところに流れるように、人間はより楽な方へ流れていくものである」という意味で用いられています。

ラーメン二郎に行きたい、でも痩せたい、でもでも二郎禁止はしんどい……気付いたらラーメン二郎で勢いよく麺をすすっている……というやつですね。いやはや、身につまされますなあ(他人事)。

治療効果を「直接」確認するには

人間の性(さが)の話はいったん置いておきまして。いよいよ感染症診療のための「5つの要素」のうち、5つ目の「治療経過の予想・推定」の説明に入ります。

感染症診療において、治療薬をバッチリ選択できる熟練の医師でも、治療期間の設定や治療効果の判定といった経過観察が曖昧になってしまっているケースにはよく遭遇します。そういった場合に、治療経過の判断のために持ち出されやすいのが「体温、白血球数および白血球分画、CRP」の3つでしょう。

「これらを経過観察の判断材料にするな」と言うつもりは全くありません。例えば「39℃の発熱が36℃に解熱して、白血球数が2.5万/μLから6000/μLまで減少して、CRPが30mg/dLから0.04mg/dLまで減少した」なら、病態が改善している可能性が高いです。ですが、我々が相手にしているのは感染症です。つまり、感染している臓器と、原因となる微生物が存在しているはずですので、以下の観点から治療効果を**直接**確認することを大事にしてほしいのです。

・臓器特異的な所見が改善したか
・原因となる微生物がいなくなったか（微生物学的検査により判断）

感染症の「原因」を改めて考える

　先述の通り、体温や白血球数、CRPの値を経過観察に使うことは可能です。僕自身も、これらを間接的な指標としてよく使います。特に入院患者の体温は毎日測定するでしょうし、白血球数やCRPも多くの施設で少なくとも週に1回は血液検査結果として目にするでしょうから、これらの情報を得るのは「易い」です。

　しかし、これらの情報だけで経過観察を行うのは非常に困難です。

　なぜならば、この3項目は決して「感染症の影響だけを受けるパラメータ」ではないからです。

　雑な例ですが、感染症の治療中に深部静脈血栓症が起これば、体温やCRPは往々にして上昇します。白血球数の減少は、投与した抗菌薬の副作用で血球減少が起こったせいかもしれません。このように、体温や白血球数、CRPといった指標は、感染症以外の要因の影響を受けすぎるのです。「感染症の治療中は他の病気を併発しない」なんてはずはありません。

　ですから、感染症治療の経過観察においては、感染症の「原因」をしっかり意識する必要があります。先述の通り、感染症の背後には感染臓器があり原因微生物がいるはず。僕らは見えないモノを見ようとして望遠鏡……ではなく顕微鏡を覗き込んだ先人たちのおかげで、それを直接おのれの眼（まなこ）に映す方法を確立しています。それを使わない手はないんですよ。

経過観察でも感染症の「原因」を意識

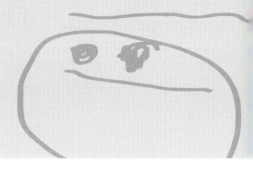

「5つの要素」理論編も本項で最後です。5つ目の「治療経過の予想・推定」について、具体的な症例を見ながら考えていきましょう。

例えば、こんな症例（図2.11）。P.83でも登場した症例と同じで恐縮ですが、基礎疾患のない中年女性の急性腎盂腎炎のようです。血液検査の結果も見てみましょう（図2.12）。

```
症例：40歳代女性
主訴：発熱、倦怠感
基礎疾患・既往症：なし
現病歴：来院前日から39℃台の発熱があり市販の解熱薬を内服していたが、来院日の朝に耐えられなくなり救急要請
バイタルサイン：意識レベル清明、血圧120/58mmHg、脈拍数120/分、呼吸数24/分、体温39.7℃
身体所見（抜粋）：肋骨脊柱角叩打痛が右側で陽性
検査所見（抜粋）
    血液：後述
    尿：白血球（3+）、細菌（3+）
    尿グラム染色：白血球（3+）、グラム陰性桿菌（3+）
    血液培養：2セット提出、検査中
```

図2.11　症例：40歳代女性

```
                血液検査結果（初療時）

・生化学検査                          ・血液学検査
 総蛋白      6.3g/dL              白血球数       2万2100/μL
 アルブミン   4.4g/dL              赤血球数       488万/μL
 総ビリルビン 0.4mg/dL             ヘモグロビン    14.6g/dL
 AST        87U/L               ヘマトクリット   42.1%
 ALT        24U/L               血小板数       22.2万/μL
 LD         463U/L              平均赤血球容積
 尿酸        4.9mg/dL             （MCV）       68.2fL
 クレアチニン 1.08mg/dL            平均赤血球ヘモグロビン量
 eGFR       44.2mL/分/1.73m2     （MCH）       29.8pg
 尿素窒素    20.2mg/dL            平均赤血球ヘモグロビン濃度
 ナトリウム   140mEq/L             （MCHC）      34.6%
 カリウム    3.8mEq/L
 クロール    103mEq/L            ・凝固検査
 カルシウム   9.2mg/dL             活性化部分トロンボプラスチン時間
 血糖       94mg/dL              （APTT）       32.3秒
 HbA1c      5.7%                プロトロンビン時間
                                 （PT）         12.1秒
・免疫学的検査                          PT活性%        89%
 CRP        28.53mg/dL           PT-INR        1.07
```

図2.12　血液検査結果（初療時）

経過観察でも感染症の「原因」を意識

表2.17　薬剤感受性検査結果の例（その6）（再掲）

検出菌：大腸菌（*Escherichia coli*）

薬剤	MIC	判定
アンピシリン	≦4	S
セファゾリン	≦2	S
セフトリアキソン	≦1	S
メロペネム	≦0.13	S
レボフロキサシン	≦0.5	S

　提出した血液培養2セットはまだ検査中ですが、尿のグラム染色では白血球およびグラム陰性桿菌が（3+）。色々考えた結果、empiric therapyを「セフトリアキソン 1g/回、24時間ごとの点滴静注」と設定しました。

　入院3日目時点で血液培養は陰性、尿培養では大腸菌が10^6 CFU/mL発育しました。尿塗抹（グラム染色）と培養の結果が一致していますね。そしてこの大腸菌の薬剤感受性がこちら（表2.17）。

　うんうん、なんでも効きそうです。このような菌は、「汎感性（pan-susceptible；pan-S）」、あるいは（厳密ではないかもしれませんが）「自然耐性」と呼ばれることもあります。細かい用語はいいとして、こいつはアレだ、より狭域の抗菌薬にde-escalationできそうじゃないか。……そう思いはしたものの、患者は全身状態が多少回復したように見えるとはいえ、いまだに38℃台の発熱を呈しており、de-escalationしてもいいものか少々悩みます。

　ここで、感染症の「原因」がどうなったのかを見てみましょう。まずすべきことは、微生物学的検査結果の確認です。

感染症の「原因」を確かめる

　入院3日目に再提出した尿のグラム染色では、初診当時に見えていたグラム陰性桿菌はすっかり消えていなくなっていました。「原因」がいなくなったことを**直接**確認できた瞬間です。

　加えて、初療時にあった肋骨脊柱角叩打痛が軽減している、すなわち臓器特異的な所見が改善していることを確認できれば、治療がうまくいっていると考えられます。尿の一般検査で膿尿・細菌尿が解消していれば、これもまた後押しになります。

血液検査結果（入院6日目）

・生化学検査

総蛋白	6.1g/dL
アルブミン	4.3g/dL
総ビリルビン	0.4mg/dL
AST	30U/L
ALT	20U/L
LD	180U/L
尿酸	4.9mg/dL
クレアチニン	0.75mg/dL
eGFR	65mL/分/1.73m^2
尿素窒素	19.2mg/dL
ナトリウム	141mEq/L
カリウム	3.6mEq/L
クロール	105mEq/L
カルシウム	9.1mg/dL
血糖	101mg/dL

・免疫学的検査

CRP	3.22mg/dL

・血液学検査

白血球数	6600/μL
赤血球数	451万/μL
ヘモグロビン	14.1g/dL
ヘマトクリット	40.0%
血小板数	27.2万/μL
平均赤血球容積（MCV）	88.1fL
平均赤血球ヘモグロビン量（MCH）	30.8pg
平均赤血球ヘモグロビン濃度（MCHC）	35.6%

・凝固検査

活性化部分トロンボプラスチン時間（APTT）	32.0秒
プロトロンビン時間（PT）	12.1秒
PT活性%	89%
PT-INR	1.07

図2.13　血液検査結果（入院6日目）

　さらに急性腎盂腎炎の自然経過（natural course）として、有効な治療を実施していたとしても治療開始後72時間前後は発熱が遷延する場合があることを知っておけば、たとえ入院3日目で発熱していたとしても変わらず自信を持って抗菌薬変更のカードを切れるかもしれませんね。

　こうして入院3日目にdefinitive therapyとしてセファゾリン 2g/回を8時間ごとに点滴静注というレジメンへ変更。入院4日目から患者は解熱し、グングンと活気が出てきました。良好な経過のようです。なお、p.83から説明した通り、ご所属の施設でアンピシリンが採用されていればアンピシリン 2g/回、6時間ごとの投与がベストの選択肢と言えます。このあたりは施設で採用されている薬剤を確認してみてくださいね。

　それでは、抗菌薬はどのくらいの期間投与すればいいでしょうか？ ここで入院6日目の血液検査結果を見てみましょう（図2.13）。

　白血球数は正常範囲内となりましたが、おや、CRPがくすぶっているみたいです。この状況で、抗菌薬の投与終了は何を指標にして決定すべきでしょうか。CRPが正常範囲内になるまで？ 過去に経験した症例から割り出したあてずっぽうの期間？ それとも……？

リファレンスを武器にせよ

　答えは、「リファレンス」です。世界中から集まった過去の治療成績の検討などをもとに生み出された「エビデンス」を参照すればいいのです。当然「論文を読め」ということでは

経過観察でも感染症の「原因」を意識

ありません。アンチョコ的な本でも構いませんし、今ではウェブサイトやアプリでも簡単にリファレンスに当たれますから、何かしら1つ手元に置いておけば十分だと思います。例えば、以下の3つは入手難易度も高くないのでお勧めです。

Johns Hopkins ABX Guide

　全て英語なので苦手な人は使いにくいかもしれませんが、パソコンだけでなく、スマートフォン用のアプリからも利用できます。アプリ版は年間30ドルほどかかりますが、無料のお試し期間があるのでとりあえず使ってみるといいと思います。

日本語版サンフォード感染症治療ガイド（アップデート版）

　赤い四角に白字の「熱病」で有名なサンフォード。アップデート版は、書籍と異なり結構な頻度で更新されます。ユーザー登録するには月に400円ほどかかりますが、こちらもフリートライアル（30日間）が可能です。

感染症診療の手引き編集委員会編著『感染症診療の手引き 新訂第4版』（シーニュ、2021）

　ポケットサイズの薄い書籍ですが、ちょうどいい情報量にまとめられています。価格も1500円以下と安く、電子書籍版（PDF版）もついてきます。

　こうしたリファレンスを繰り、適切な投薬期間を設定するのが一番確実です。あてずっぽうの期間で治療して、万が一治療不良で不幸な転帰になってしまったら、さらに患者家族から訴えられてしまったら、何を根拠に自分の行った診療を正当化すればいいのでしょうか。もはや目も当てられません。登場人物全員が不幸になります。

　本症例は結果的に血液培養2セットとも陰性でした。治療期間を決定するために教科書やガイドラインを開いてみると「女性で起こった急性の単純性腎盂腎炎」のβ-ラクタム系抗菌薬での治療期間は10～14日間、とありました（書籍によって多少違うことがあります。一例です）。ということで、抗菌薬はセフトリアキソンを3日間、セファゾリンを7日間の合計10日間投与しました。その後、患者は元気に独歩で退院していきました。よかった、よかった。

能動的な経過観察を！

　治療効果の確認方法や治療期間の設定方法、お分かりいただけたでしょうか。

　採尿でも、採血でも、採痰でも、微生物学的検査の検体を採取するのは何かと手間がかかります。そして、連日キッチリと身体診察を行い、評価することも決して容易ではありません。しかし、これらを怠らず、適切な身体診察、バイタルサイン、微生物学的検査による評価に裏打ちされた経過観察は、診療から不安定性を取り除いてくれるはずです。

　体温、白血球数、CRPの情報も大事ですが、これからは「感染臓器に特異的なパラメータ・身体所見がどうなっているか」「微生物学的検査で原因微生物がどうなっているか」という、ちょっと手間のかかることも確認して、**能動的な経過観察**を意識して実施していただければと思います。「白血球数が正常化したから経過良好、CRPが正常範囲内になるまで抗菌薬継続！」はもう卒業です。

　さて、「5つの要素」全ての解説が終了しました。第Ⅲ章では、「実践編」として、日々の感染症診療で浮かぶ「どうしたらいいんだ」というマイナートラブルの考え方も織り交ぜつつ、5つの要素の使い方を見ていきます。

COLUMN

　P.103で、ラーメン二郎における「スマホなどを見ながらダラダラと長時間席に居座ってはいけない」という客側の（暗黙の）ルールをご紹介しました。

　まあもっとも、最近はラーメン二郎というコンテンツが広く知れ渡るようになり、ルールを知らないまま店に訪れる人も増えた（当然これを悪く言うつもりはありません。店側がコントロールするところですし）ので、店側が空席数を予想して茹でる麺量を調節することも多いですから、問題になるケースはそうないだろうとは思います。

　とはいえやっぱり客の回転率が売上に直結するのがこの手のラーメン店ですから、「周りと同じくらいのペースで食べ終えて退店しよう」という最低限の配慮は、あってもいいかもしれません。

　なお「完食しないと店員に叱られる」というのはよくある勘違いです。無理だと確信したなら、残して撤退する方が無難です。もったいないけどね……。

　ちなみに昔、ラーメン二郎の某店舗にいた店員さん（現在は独立され別のラーメン店を営まれています）は結構厳しくて、ダラダラ食べている人を急かしたり、食べている途中のラーメンを下膳して半強制的に退店させたりということがありました。コワーイ。

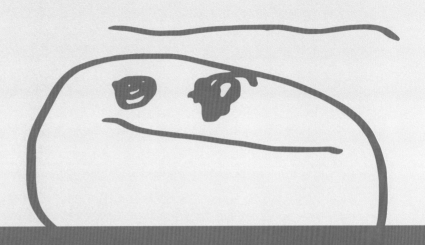

第Ⅲ章
「5つの要素」
実践編

症例問題 その1

「肺炎」だけで終わらせない

　ここまで「5つの要素」をお伝えしてきましたので、演習といきましょう。中学受験、高校受験、大学受験、そして医師国家試験の受験、どれも同じですよね。教科書に書いてあることを覚えたら問題を解いて、間違えたら復習して……とにかく演習演習演習でした。皆さんがどうかは分かりませんが、僕は少なくとも受験勉強（特に大学受験）に対してはこの上なくネガティヴな感情を抱いており、受験生当時は法が許すなら大学入試センターを爆破でもしたろかなと思っていたほどです。とはいえ、あれから十年と少したって三十路になり、サラリーマンとして働き出して社会の荒波に揉まれるうちにそのような感情は綺麗サッパリなくなって……おりません。特に貴様だセンター試験、許すまじ。「大学入試共通テスト」などと改名して雲隠れしよってからに。

　——というのは置いておいて。まずは第117回医師国家試験（2023年）に出題された症例問題[1]を見ながら、5つの要素を運用してみましょう。早速、問題です。

> **117D30**　28歳の男性。発熱と咳嗽を主訴に来院した。3日前から咳嗽があり、2日前から39℃の悪寒戦慄を伴う発熱が出現し、改善しないため受診した。既往歴に特記すべきことはない。喫煙歴はない。周りで同様の症状の人はいない。意識は清明。体温38.9℃。脈拍120/分、整。血圧120/70mmHg。呼吸数24/分。SpO₂ 97%（room air）。右下肺野にcoarse cracklesを聴取する。胸部エックス線写真と喀痰のGram染色標本とを別に示す。
>
>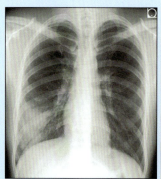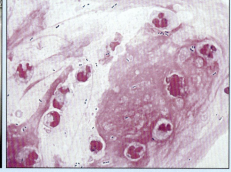

その1 「肺炎」だけで終わらせない

最も考えられるのはどれか。	**a**	肺結核
	b	肺炎球菌肺炎
	c	レジオネラ肺炎
	d	クレブシエラ肺炎
	e	黄色ブドウ球菌肺炎

Ⅰ
Ⅱ
Ⅲ

「5つの要素」実践編 ― 症例問題

ふむふむ、発熱＋呼吸器症状を呈する若年男性のようです。ファースト・インプレッションでは「風邪かな?」という印象ですが、呼吸数が24/分と頻呼吸ですし、対症療法とせず精査することにした、といったところでしょうか。

実はこれ、実質グラム染色で一発なので国試の問題としては淡泊なのですが、ちょっと深掘りしてみようと思います。まず、これまでに解説した5つの要素を、図3.1のテンプレートに沿ってまとめてみましょう。

このテンプレートは、僕自身が他科の医師からコンサルテーションを受けた際、実際に使用しているものをベースにしています。感染症症例で悩んだとき、自分の思考を整理したいときなどに、ぜひ使ってみてくださいね。

全部埋めることができれば一番ですが、分かる範囲で結構です。まずは問題文から拾える情報をテンプレートに組み込んで、そこから丁寧丁寧丁寧に考えてみましょう。

5つの要素で組み立てる
感染症診療テンプレート

①患者概要:
　　基礎疾患:
　　既知の免疫障害:
　　治療歴・抗菌薬投与歴:
②感染臓器:
③推定原因微生物:
④抗微生物薬:
⑤治療方針:

図3.1　感染症診療テンプレート(その1)

胸部X線写真では右中肺野〜下肺野に透過性の低下を認めており、**大葉性肺炎**が疑われます。生来健康な若年者で起こった肺炎のようだ、というのは了解いただけるでしょうか？（図3.2）

　そして喀痰のグラム染色、こりゃアッパレな質の良い検体です。菌体が確認できますが、どこだか分かりますか。2つ連なっている紫色の丸っこいやつですね（写真3.1）。

　ではこれ、「グラム"何"性・"何"菌」でしょう。──「**グラム陽性レンサ球菌**」ですね。まるで双子のような2連鎖、通称「グラム陽性双球菌」が大多数である点、また菌体の周りが白く抜けている＝莢膜を持つことが予想される点から、肺炎球菌（*Streptococcus pneumoniae*）を疑います。この症例は言わずもがな市中感染症であり、肺炎球菌は市中

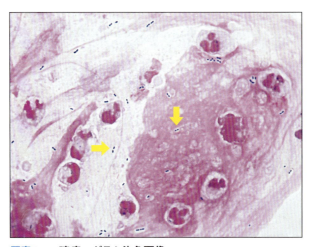

図3.2　感染症診療テンプレート（その2）

写真3.1　喀痰のグラム染色画像

その1 「肺炎」だけで終わらせない

肺炎の原因菌のトップ3にランクインしていますから疫学情報とも矛盾しません。したがって、テンプレートは図3.3のように更新できます。

　暫定的な診断は「肺炎球菌肺炎」でよさそうです。国家試験本番では選択肢bを選べれば正解、ハイ次の問題、となりますが、さらに深く掘り込んでいきます。この段階で、empiric therapy（初期治療）として用いる抗菌薬はどのように選択したらいいでしょう？

　市中肺炎患者の重症度を評価し、治療の場を簡易的に決定するために、本邦ではA-DROPスコアがよく用いられます（表3.1）。軽症では外来治療、中等症では外来治療または一般病棟での入院治療、重症では一般病棟あるいはICUでの入院治療、超重症ではICUでの入院治療とされています[2]。

5つの要素で組み立てる
感染症診療テンプレート

①患者概要：28歳男性
　　基礎疾患：なし
　　既知の免疫障害：なし
　　治療歴・抗菌薬投与歴：なし
②感染臓器：肺（疑い）
③推定原因微生物：グラム陽性レンサ球菌 @ 喀痰
　　　　　　　　　肺炎球菌（*Streptococcus pneumoniae*）疑い
④抗微生物薬：
⑤治療方針：

診断
1. 肺炎球菌肺炎（疑い）

図3.3　感染症診療テンプレート（その3）

表3.1　A-DROPスコア

A（Age）：男性70歳以上、女性75歳以上
D（Dehydration）：BUN 21mg/dL以上または脱水あり
R（Respiration）：SpO$_2$ 90%以下（PaO$_2$ 60Torr以下）
O（Orientation）：意識変容あり
P（Blood Pressure）：血圧（収縮期）90mmHg以下

軽症：上記5つの項目のいずれも満たさないもの
中等症：上記項目の1つまたは2つを有するもの
重症：上記項目の3つを有するもの
超重症：上記項目の4つまたは5つを有するもの。ただし、敗血症性ショックがあれば1項目のみでも超重症とする

（出典：日本呼吸器学会成人肺炎診療ガイドライン2024作成委員会 編『成人肺炎診療ガイドライン2024』[メディカルレビュー社、2024年] p.31）

```
            5つの要素で組み立てる
          感染症診療テンプレート
 ①患者概要：28歳男性              ┌──── 診断 ────┐
   基礎疾患：なし                 │  1. 肺炎球菌肺炎（疑い）  │
   既知の免疫障害：なし           │                      │
   治療歴・抗菌薬投与歴：なし     └──────────────┘
 ②感染臓器：肺（疑い）
 ③推定原因微生物：グラム陽性レンサ球菌＠喀痰
                肺炎球菌（Streptococcus pneumoniae）疑い
 ④抗微生物薬：アモキシシリン 500mg/回、1日3回内服
 ⑤治療方針：
```

図3.4　感染症診療テンプレート（その4）

　この患者はいずれも該当しないので（Dehydrationは問題文の情報からは評価不能）、外来治療でいいことになりますね。もし「肺炎球菌肺炎に対する外来治療での第一選択薬」にピンとこなければ、リファレンスを当たって確認しましょう。臨床感染症学の教科書でも、普段使っているアンチョコでも、p.109で紹介したJohns Hopkins ABX Guideやサンフォード感染症治療ガイドでも、適切なリファレンスとして知られている手近なものでOKです。

　大多数の教科書では恐らく、外来治療の場合「**アモキシシリン 500mg/回、1日3回内服**」が推奨されていると思われます（**図3.4**）※。治療期間は、バイタルサインの異常がなく臨床症状が安定している前提では5〜7日間とされています（近年ではより短い治療期間も提案されています）。問題文に記載はありませんが、既知のペニシリンアレルギーなどの特別な事情がない限り、本症例もこのレジメンが最適と言えるでしょう。**肺炎球菌肺炎だけでよければ。**この点は後述します。

※ 入院治療では「ペニシリンG 200万単位/回、4時間ごと点滴静注」の推奨が一般的です（この場合も治療期間は5〜7日）。

　さ、ここまできました。あとはフォローアップと治療効果判定の方法を整えるだけ。呼吸状態の改善はもちろん、治療効果は目視すべきで、そのためには微生物学的検査を行うのがいいのでした。今回は下気道の感染症ですから、下気道の検体、すなわち質の良い喀痰を採取し、グラム染色を実施しましょう。初療時のグラム染色で観察されていたグラム陽性レンサ球菌が消え去っていれば、微生物学的に治療の成功を確認したことになりますね。数日後に外来を再度受診してもらって、臨床経過のフォローアップとともに喀痰のグラム染色を行うことにしましょう（**図3.5**）。

その1 「肺炎」だけで終わらせない

```
         5つの要素で組み立てる
        感染症診療テンプレート

①患者概要：28歳男性              ┌──── 診断 ────┐
  基礎疾患：なし                 │  1. 肺炎球菌肺炎（疑い） │
  既知の免疫障害：なし            └──────────────┘
  治療歴・抗菌薬投与歴：なし
②感染臓器：肺（疑い）
③推定原因微生物：グラム陽性レンサ球菌 @ 喀痰
              肺炎球菌（Streptococcus pneumoniae）疑い
④抗微生物薬：アモキシシリン 500mg/回、1日3回内服
⑤治療方針：5 ～ 7日間投与。喀痰のグラム染色を外来で確認
```

図3.5　感染症診療テンプレート（その5）

　これで完成です。パチパチパチ。初療の段階でここまで決められるんですねえ。よし、これで完璧！ 途中で症状は良くなると思うけど、油断せずに抗菌薬はちゃんと飲みきってね、なんか困ったら連絡してね、チャオ！ めでたし、めでたし。

　──とは限りません。この後、以下のように進めば一番ハッピー。

- ・初療時の喀痰培養で肺炎球菌が発育し、肺炎球菌肺炎の診断が確定
- ・ペニシリンGのMICが≦0.06μg/mLと十分低い（＝アモキシシリンの治療効果が期待できる）
- ・そのまま薬剤を変更することなくdefinitive therapy（標的治療）に持ち込める

　ですが、ここではあえてアンハッピーなケースを考えてみましょう。

（1）診断名が変わる・加わるケース

　今回の症状の原因が「肺炎球菌肺炎」だけであれば、上記のような事項が検討されていれば及第点でしょう。しかし、**「肺炎球菌肺炎であること」**は、案外、**「肺炎球菌肺炎以外には何もないこと」**を証明してはくれないのです。ならば、こちらから証明しにいかなければ。

　問題文をよく読むと、この患者には「2日前から39℃の悪寒戦慄を伴う発熱」があります。（毛布をかぶってもガチガチ震えてしまうレベルの）悪寒戦慄がある場合、菌血症の可能性（リスク比）が12.1倍にまで高まるという本邦からの報告[3]がありまして、この症例も

菌血症の可能性を考えざるを得ません。

　菌血症はどのように診断すればよかったか……。そう、血液培養ですね。初療の間に取りましょう、2セット（血液培養のお作法はp.56へ）。

　もし数日後、不幸にも血液培養から肺炎球菌が生えてきたら。その瞬間にこの患者の診断には「**侵襲性肺炎球菌感染症**」の病名が加わります。途端に5類感染症として管轄の保健所へ届け出て、さらに治療期間を10日間へ延長する必要が生じます。マネジメントを大きく転換するタイミングです。

　肺炎球菌に限らず、菌血症は（少なくともempiric therapyは）静注抗菌薬による治療が望ましいです。ここは患者を病院へ呼び戻して入院へ切り替え、アモキシシリンから十分な量のペニシリンGへ変更しましょう。少々込み入った話になるので詳細は他書に譲りますが、ペニシリンGのMICが十分低い（MIC≦2）場合、200万単位を4時間ごとに点滴静注するのが教科書的です。

　テンプレートもこの内容に合わせて修正してみましょう（図3.6）。

　前にも申し上げたように、**血液培養は基本、陰性だと思って出す検査**です。実際、陰性で返ってくることが多い検査だというのは皆様もご存じの通りです。他方、**陰性に大きな意味がある検査**なのです。この症例だって、血液培養陰性であることによって治療方針を決定できるわけですからね。

　我々人間は想像以上に不完全なので、血液培養を取るくらいの手間とコストでその不完

図3.6　感染症診療テンプレート（その6）

全性を軽減できるならばやっておいた方がいいです。「高齢者の誤嚥性肺炎だと思ったら血液培養が陽性で、最終的には感染性心内膜炎だった」、なんてことはザラにあります。「そんなことそうそうないだろ、俺は経験したことないよ〜」という方、単純に見落としているだけで本当はあった、かもしれませんよ。

　「肺炎の診断なんだし、喀痰で肺炎球菌が出てるし、血液培養なんていらないじゃん」という思考は好ましくありません。

(2) definitive therapyでescalationを要するケース

　もう1つのアンハッピーなケースは、非常にまれではありますが、現行の抗菌薬で治療効果が期待できないことが判明した場合です。例えば、喀痰培養で発育してきた肺炎球菌がペニシリンGのMIC≧8μg/mL、すなわちペニシリン耐性肺炎球菌（penicillin-resistant *Streptococcus pneumoniae*；PRSP）だったら、empiric therapyで選択したアモキシシリンはもちろん、静注薬のペニシリンGでも治療は不可能です。

　この場合、代わりにセフトリアキソン（さらにまれですが、セフトリアキソンもダメ［MIC >1μg/mL］ならバンコマイシン）で治療する他ありません。つまり狭域スペクトラム抗菌薬から広域スペクトラム抗菌薬へのescalationです。PRSPは非常にまれ（＜5％）ですがゼロではないので、やはり自分で出した微生物学的検査の結果は真摯に確認しなければなりませんね。

　セフトリアキソンが有効だと仮定して、テンプレートをまとめ直してみましょう（図3.7）。

5つの要素で組み立てる
感染症診療テンプレート

①患者概要：28歳男性
　基礎疾患：なし
　既知の免疫障害：なし
　治療歴・抗菌薬投与歴：なし

┌─── 診断 ───┐
1. 肺炎球菌肺炎
└──────────┘

②感染臓器：肺
③推定原因微生物：ペニシリン耐性肺炎球菌（PRSP）@喀痰
④抗微生物薬：セフトリアキソン 2g 24時間ごとに点滴
⑤治療方針：5〜7日間投与。喀痰のグラム染色を外来で確認

図3.7　感染症診療テンプレート（その7）

忙しいときほど5つの要素を大切に

　いかがでしたか。「5つの要素を順番に考えていくだけで、初療のうちにここまで治療方針を定められるのだ」と実感していただけたでしょうか。

　忙しい業務の中でこんなのやってられないよ、と思われるかもしれませんが、忙しいときほどこのプロセスに忠実であることで、無駄に悩む時間が減り、適切な方針がよりクリアに映し出されるはずです。

参考文献

1）第117回医師国家試験問題（厚生労働省ホームページ：https://www.mhlw.go.jp/ seisakunitsuite/bunya/kenkou_iryou/iryou/topics/tp230502-01.html）
2）日本呼吸器学会成人肺炎診療ガイドライン2024作成委員会 編『成人肺炎診療ガイドライン2024』（メディカルレビュー社、2024年）
3）Tokuda Y, et al. Am J Med. 2005:118(12):1417.

COLUMN

　皆さんはお酒を飲みますか？ 体質的に飲めない方も少なからずいらっしゃると思いますが、「仕事終わりにビールを一杯」とか「お酒の席では多少嗜む」とか、「学生のときに飲みすぎてイヤな思い出を作ったからもう飲まない」という方もいらっしゃるかもしれませんね。学生の飲み会はなぜああも破壊的なんでしょう、というのはまあ、いいとして。

　僕も長らく飲酒に対しては否定的な立場を取ってきました。シンプルにアルコール依存症のリスクがありますし、食道癌とか肝硬変とか、紛れもなく健康を害し得るものですし。突き詰めると「お酒＝おいしくないもの」だと認識していたことが一番大きな理由です。「どうせみんな酔っ払って楽しくなるためだけに無理してマズいモンをグビグビ飲んでるだけだろ、イイ年こいてあー情けない情けない」……そう思っていた時期、ありました。

　しかし、心のどこかにわだかまりもありました。「みんな酒飲んで楽しそうでいいなあ」とか、「お酒が分かるのってなんかカッコいいなあ」とか。僕自身は幸い酒が飲めない体ではなかったので、大学生のときに旅行先の酒蔵を探して見学したり、目に留まった日本酒をとりあえず買って（ジャケ買い）飲んでみたり、と通ぶって色々やりましたがイマイチしっくりこず、当時は残念ながら趣味にも習慣にもなりませんでした。だってやっぱり、お酒がおいしいと思えなかったんですもの。飲んだ翌日も調子が悪いし。「酒は飲んでも飲まれるな」、僕の場合は飲みも飲まれもしなかったのです。今考えれば、飲んだ日本酒が悪かったのではなく、僕の飲み方が悪かったのでしょうね。

　月日は流れ、おのれが社会の小さな歯車の1つであることを否応なく自覚させられつつあった頃、荒んだ心でニコニコ動画を眺めていたら、「セロリとベーコンのほがらかスープ作ってみた」という動画に流れ着きました。「ほがらかスープって何だよ」と思いつつ、僕は動画を再生するのですが、これがその後の人生を大きく狂わせる（？）ことに……。

その2

困難は細かく分割し評価せよ

"Le second, de diviser chacune des difficultés que j'examinerais, en autant de parcelles qu'il se pourrait, et qu'il serait requis pour les mieux résoudre." (René Descartes, DISCOURS DE LA MÉTHODE: SECONDE PARTIE)

「二つ目に、私が検討する困難（難問）の一つひとつを、可能な限り多く、より効果的に解決するために必要なだけ細かい小部分に分割すること」（ルネ・デカルト著「方法序説」第2部より・筆者訳）

この一文は、井上ひさしの短編『握手』の中で、ルロイ修道士の「困難は分割せよ」というセリフに換言されています。『握手』は国語の教科書に掲載されていることもあってか、この言葉は日本においても比較的よく知られているようです。近年は本来の意味合いと少し異なるニュアンスで引用されることが多いように思いますが、原著の訳書を読んでもしっくりこなかった僕が語っても仕方がないのでこのあたりにしておきましょう……。

僕がこの一文を引用してお伝えしたいのは、「難しい感染症症例にぶつかったときこそ、問題点を分割して、より適切な感染症診療のための『5つの要素』を抽出し、各々を評価せよ」ということです。

前項の最後で述べた通り、忙しくて時間がないとき、難しく複雑な症例を扱うときこそ基本に立ち返ることが重要です。急がば回れ、ですね。無理矢理まとめたな、ヨシ！

引き続き、第117回医師国家試験で出題された症例問題[1]を題材にして、病態を5つの要素で紐解いてみましょう。

117C66-68

次の文を読み、66 ～ 68の問いに答えよ。

52歳の女性。意識障害のため救急車で搬入された。
現病歴： 5日前から38℃を超える発熱と悪寒戦慄を訴え、市販のアセトアミノフェンを

内服していた。本日夕食中に急に頭痛とふらつき感を訴え、嘔吐した。その後いびきをかいて眠りだし、呼びかけに応答しなくなったため、家族が救急車を要請した。

既往歴： アトピー性皮膚炎で副腎皮質ステロイド外用薬を処方されている。健診で異常を指摘されたことはない。

生活歴： 夫と2人の息子との4人暮らし。仕事は事務職。喫煙歴はない。飲酒はビール350mL/日。

家族歴： 両親とも胃癌で死亡。

現症： 意識レベルはJCS Ⅲ-200。身長158cm、体重60kg。体温37.8℃。心拍数120/分、整。血圧200/104 mmHg。呼吸数16/分。SpO$_2$ 100%（リザーバー付マスク10L/分酸素投与下）。救急隊により経鼻エアウェイが挿入されている。瞳孔径は右5.0mm、左3.0mm。対光反射は両側で消失している。心尖部を最強点とするLevine 3/6の収縮期逆流性雑音を聴取する。上気道にいびき音を聴取する。腹部は平坦、軟で、肝・脾を触知しない。下腿に浮腫を認めない。両側足趾先端に点状出血斑を合計3ヶ所認める。頸部周囲と両肘内側に鱗屑、紅斑および苔癬化を認め、一部浸出液がみられる。

検査所見： 尿所見：淡黄褐色透明、蛋白（−）、糖（−）、潜血（−）。血液所見：赤血球450万、Hb 13.3g/dL、Ht 42%、白血球11,200（桿状核好中球13%、分葉核好中球53%、好酸球8%、好塩基球1%、単球3%、リンパ球23%）、血小板32万、PT-INR 1.2（基準0.9〜1.1）。血液生化学所見：総蛋白6.9g/dL、アルブミン4.2g/dL、総ビリルビン0.6mg/dL、直接ビリルビン0.1mg/dL、AST 30U/L、ALT 13U/L、LD 220U/L（基準120〜245）、ALP 83U/L（基準38〜113）、γ-GT 13U/L（基準8〜50）、尿素窒素13mg/dL、クレアチニン0.47mg/dL、血糖204mg/dL、Na 142mEq/L、K 3.5mEq/L、Cl 105mEq/L。CRP 10mg/dL。心電図は洞性頻脈でST-T変化を認めない。胸部エックス線写真で心胸郭比57%（臥位で撮影）。搬入直後の頭部単純CTを別に示す。

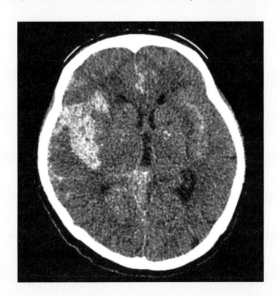

ということで3連問です。連問は身構えますね。僕が国家試験を受験したとき、セクションの最後に出題された連問がことごとくチンプンカンプンで、眼前に「不合格」の3連文（字）が鮮明に浮かんだことが思い出されます。

　この出題の領域は恐らく救急＋感染症ですが、本項では感染症に関わる第67問を取り上げます。

症例を「分割」する

　「これ、本当に感染症の問題か？」という声が聞こえてきそうですが、症例を整理していきましょう。

　52歳のくも膜下出血（subarachnoid hemorrhage；SAH）のようです。「上気道にいびき音を聴取」とありますから、舌根沈下かもしれません。気道緊急を示唆していますね。趣旨から外れるので詳細は割愛しますが、この後は気管挿管して降圧して急いで手術〜って流れでしょうか。

　ここまでは感染症の気配はおよそ感じ取れないですね。でもでも「心尖部を最強点とするLevine 3/6の収縮期逆流性雑音」「両側足趾先端に点状出血斑」「胸部エックス線写真で心胸郭比57%」と不穏な身体所見が……。あれれ〜？　おかしいぞ〜？　続き、見てみましょう。

> **117C67**
>
> 血液培養2セットを採取した後に集中治療室に入室し、抗菌薬投与を開始した。血液培養は2セットとも陽性となり、入室3日目に*Staphylococcus aureus*と同定された。
>
> この結果を受けて
> 実施すべきなのはどれか。
> 2つ選べ。
>
> a　尿培養
> b　心エコー検査
> c　末梢神経伝導検査
> d　血中エンドトキシン測定
> e　血液培養再採取による陰性化の確認

　うん、急に感染症感が出ましたね。本症例でも、感染症診療テンプレートを使って問題文の情報を整理し、治療方針を考えていきましょう。

その2　困難は細かく分割し評価せよ

「分割」したら「評価」する

　この症例の初療担当の先生、偉いですね。臨床情報を抽出して評価し、とある疾患を疑ってちゃんと血液培養を2セット提出しています。そして提出した血液培養2セットとも黄色ブドウ球菌（*Staphylococcus aureus*）が発育してきました。これにて黄色ブドウ球菌菌血症（*Staphylococcus aureus* bacteremia；SAB）と確定診断できます。やっぱりただの脳出血ではなさそうだ。

　なお、ここで登場した黄色ブドウ球菌は、以降では便宜的にメチシリン感性黄色ブドウ球菌（methicillin-susceptible *Staphylococcus aureus*；MSSA）であると仮定します。

　そして問題文にあった不穏な身体所見。収縮期逆流性雑音、心拡大は僧帽弁逆流症とそれに伴う心負荷増大で説明可能です。足趾の点状出血斑は写真がないので難しいですが、国家試験レベルでよく問われるOsler結節またはJaneway病変と推測でき、**左心系の感染性心内膜炎（infective endocarditis；IE)** と考えると矛盾しません。IEの診断にはDuke Criteria（図3.8、3.9）が役立ちます。

　これに当てはめると、本症例は大項目のうちA（1）iおよび小項目のA（Levine 3/6の収縮期逆流性雑音≒"mild"以上の僧帽弁閉鎖不全）、C（頭蓋内出血、Janeway病変）を満たすため、少なくともPossible以上、Definitive未満に該当し、**IEの可能性が極めて濃厚**です。

　なお、Duke Criteriaは2023年に実に23年ぶりに改訂されました[2]。図3.8、3.9はその改訂されたDuke Criteriaを著者が日本語訳して作成していますが、今は「こんなのもあるんだな」と思ってもらえればOKです。

　そして今回、この症例を救急搬送に至らしめた直接的な原因であるSAH。これは偶然ではなく、恐らくSABおよびIEを背景に右中大脳動脈で起こった感染性脳動脈瘤の破裂によるものだと考えるのが妥当でしょう。したがって、この症例は「SABとその合併症」でひと続きに説明が可能、すなわちIEや感染性脳動脈瘤——血管内感染症の診断となるのです。

Ⅰ

Ⅱ

Ⅲ

「5つの要素」実践編──症例問題

127

Duke Criteria による Clinical Criteria

大項目（Major Criteria）

A. 微生物学的検査：（1）または（2）
（1）血液培養検査陽性：下記のいずれか
- i. 2セット以上から典型的な原因菌＊が発育
- ii. 3セット以上からまれな原因菌が発育

（2）臨床検査陽性：下記のいずれか
- i. 血液の核酸増幅法検査で、*Coxiella burnetii*、*Bartonella* spp.、*Tropheryma whipplei* のいずれか陽性
- ii. *Coxiella burnetii* の抗I相菌IgG抗体価が800倍以上、または同菌が分離・同定
- iii. *Bartonella henselae* または *Bartonella quintana* のIgG抗体価が800倍以上

B. 画像検査：（1）または（2）
（1）心エコーと心臓CT：下記のいずれか
- i. 疣贅、弁穿孔、（仮性）動脈瘤、膿瘍、心内瘻孔
- ii. 新規の有意な弁逆流
- iii. 新規の人工弁の部分断裂

（2）[18F] FDG PET/CT
自然弁／人工弁、上行大動脈グラフト、人工物への異常集積

C. 術中所見
IEと矛盾しない術中所見

＊*S. aureus*、*S. lugdunensis*、*E. faecalis*、*Streptococcus* spp.（*S. pneumoniae* と *S. pyogenes* を除く）など。心内人工物がある場合、コアグラーゼ陰性ブドウ球菌（CNS）や *C. striatum* などが加わる

小項目（Minor Criteria）

A. 素因
IEの既往、人工弁、弁形成術後、先天性心疾患、"mild"以上の弁閉鎖不全・弁狭窄、心内デバイス、閉塞性肥大型心筋症、静注薬物使用

B. 発熱
38℃以上

C. 血管病変
動脈塞栓、敗血症性肺塞栓、脳膿瘍、脾膿瘍、感染性動脈瘤、頭蓋内出血、結膜点状出血斑、Janeway病変、purulent purpura

D. 免疫現象
RF陽性、Osler結節、Roth斑、免疫複合体介在性糸球体腎炎

E. 大項目に該当しない微生物学的検査所見：（1）または（2）
（1）IEと矛盾しない微生物（大項目に該当しない）が血液培養陽性
（2）IEと矛盾しない微生物が心臓組織、血管内人工物など以外の無菌検体で陽性

F. 大項目に該当しない画像検査所見
人工弁、上行大動脈グラフトなど血管内人工物植え込み後3カ月以内の[18F]FDG PET/CTの異常集積

G. 身体所見
新規の弁閉鎖不全（心エコーが実施できない場合に限る。心雑音の変化だけでは不十分）

図3.8　Duke Criteria による Clinical Criteria（参考文献2を基に著者作成、図3.9も）

その2　困難は細かく分割し評価せよ

Duke Criteriaによる感染性心内膜炎の定義

確定診断（Definitive）　AまたはB

A. 病理学的診断（Pathologic Criteria）：（1）または（2）
　（1）疣贅、心臓組織、人工弁などから微生物が同定
　（2）疣贅、心臓組織、人工弁などで活動性（急性または亜急性、慢性）の心内膜炎の所見

B. 臨床診断（Clinical Criteria）：（1）～（3）のいずれか
　（1）大項目2項目
　（2）大項目1項目と小項目3項目
　（3）小項目5項目

疑診（Possible）　AまたはB

A. 大項目1項目と小項目1項目

B. 小項目3項目

診断除外（Rejected）　A～Dのいずれか

A. IE以外の代替診断

B. 4日以下の抗菌薬投与で再発しない

C. 抗菌薬投与4日以下で実施した手術でIEの所見がない

D. 疑診にも該当しない

図3.9　Duke Criteriaによる感染性心内膜炎の定義

5つの要素で組み立てる
感染症診療テンプレート

①患者概要：52歳女性
　　基礎疾患：アトピー性皮膚炎
　　既知の免疫障害：

　　治療歴・抗菌薬投与歴：なし
②感染臓器：血流・血管内感染症
③推定原因微生物：黄色ブドウ球菌（*Staphylococcus aureus*）
④抗微生物薬：
⑤治療方針：

診断
1. 黄色ブドウ球菌血症（SAB）
　1.1. 感染性心内膜炎（IE）
　1.2. 感染性脳動脈瘤
　　1.2.1 くも膜下出血（SAH）

図3.10　感染症診療テンプレート（その8）

　テンプレートをまとめてみましょう（図3.10）。意味深な青の四角はとりあえず置いておいて、治療薬とマネジメントの方針を考えていきます。

SAB治療は「キッチリ」を忘れずに！

　さて、p.64から解説した通り、SABのマネジメントは**型通り、キッチリ**が鉄則です。今回の場合、IEの診断はほとんど確定的ですが、この先に手術療法が選択される可能性もあります。僧帽弁にあるだろう病変を心エコーで探しにいきましょう（＝選択肢b）。心エコーで疣贅が証明されるなどすれば、大項目のBに該当し（図3.8）、正真正銘Definitiveとなりますから、これはもうIEとして治療しないわけにはいきませんね。この他、化膿性脊椎炎や腸腰筋膿瘍などの遠隔病巣を検出するための体幹部造影CT検査、脳膿瘍の検索のための頭部MRI検査の検討が必要になる可能性があります。

　では、本邦におけるMSSA感染症に対する第一選択薬は……**セファゾリン**ですね。Cockcroft-Gaultの式で推算したクレアチニンクリアランスは132mL/min（>50mL/min）でした。取り急ぎ抗菌薬の減量は必要なさそうなので、**セファゾリン　2g/回を8時間ごとに投与する方針**で。精査の中で他の感染巣が発見されれば、この限りではありません。

　そして治療期間。SABですから、何はなくとも血液培養2セットを陰性になるまで48〜96時間のインターバルで再検しましょう（＝選択肢e）。SABの場合、治療期間の起算日は「抗菌薬の投与を開始した日」ではなく「**最終結果が陰性だった血液培養ボトルの提出日（採血日）**」になるのでした。

　現状判明している病名の中で、最も長期の治療期間を要するのは恐らくIE。成書を見ると、IEの治療期間は最低4〜6週間とありますから、現時点の方針は「**血液培養2セット**

5つの要素で組み立てる
感染症診療テンプレート

①患者概要：**52歳女性**
　基礎疾患：**アトピー性皮膚炎**
　既知の免疫障害：

　治療歴・抗菌薬投与歴：**なし**
②感染臓器：**血流・血管内感染症**
③推定原因微生物：**黄色ブドウ球菌（Staphylococcus aureus）**
④抗微生物薬：**セファゾリン 2g/回、8時間ごとに点滴静注**
⑤治療方針：**陰性の血液培養ボトル提出日から最低4〜6週間**

　　　診断
1. 黄色ブドウ球菌菌血症（SAB）
　1.1. 感染性心内膜炎（IE）
　1.2. 感染性脳動脈瘤
　1.2.1 くも膜下出血（SAH）

図3.11　感染症診療テンプレート（その9）

の再検を陰性となるまで実施し、陰性だったボトルの提出日から最低4〜6週間、セファ
ゾリン 2g/回を8時間ごとに点滴静注」と定めることができます。前述した通り、手術に
なる可能性もあるので、心臓専門医への相談も忘れずに。テンプレートはこうなります（**図
3.11**）。

　なお、感染性脳動脈瘤とその破裂に対し、中枢神経系への移行性を考慮した治療レジメ
ン（セフトリアキソン 2g/回、12時間ごとやセフェピム 2g/回、8時間ごとなど）を組むとい
う考え方もありますが、僕の知る限り結論が出ていないので割愛します。

　いやはや、ずいぶんクリアになりました。あとは治療を完遂できるように輸液や対症療
法、また治療中の予期しない発熱や下痢などのイレギュラーが起こったときのことを頭の
片隅に置いておけば100点満点です。

etiologyを考える

　最後に、「そもそもなぜこの女性はSABに至ってしまったのか」を考えてみましょう。確
かに黄色ブドウ球菌は人体の「通過菌」で、一時的には皮膚に滞在します。何かの拍子に
侵入を許してしまった、単なる偶然なのかもしれません。

　しかし、この症例においては、明らかに黄色ブドウ球菌感染症を起こしやすい患者背景
が存在します。問題文をもう一度見てみますと、既往歴に「アトピー性皮膚炎で副腎皮質
ステロイド外用薬を処方されている」、身体所見として「頸部周囲と両肘内側に鱗屑、紅斑
および苔癬化を認め、一部浸出液がみられる」という文字列が……。

　そう、アトピー性皮膚炎のコントロールが不良、すなわち**正常な皮膚のバリア機構（解
剖学的構造）が脆弱化・破綻**していたのです。これ、立派な免疫障害でしたよね。そこか
ら黄色ブドウ球菌の侵入を許し、SABとなり、IEとなり、感染性脳動脈瘤が生じ、それが
破裂してSAHを発症するに至った——これがetiology＝病因です。症例の情報を分割し
て、評価して、再編成することで、一本筋道の立った感染症診療が実現できるのです。とい
うことで、最終的なテンプレートをお示しします（**図3.12**）。

　なかなか込み入った症例でしたが、ここまでできれば「5つの要素を掌握した」と言って
も過言ではないでしょう。「フツーの感染症」で先生方が悩むことはほとんどなくなるはず
です。

> 5つの要素で組み立てる
> # 感染症診療テンプレート
>
> ①患者概要：**52歳女性**
> 　　基礎疾患：**アトピー性皮膚炎**
> 　　既知の免疫障害：
> 　　　　**正常解剖構造の脆弱性**
> 　　治療歴・抗菌薬投与歴：**なし**
> ②感染臓器：**血流・血管内感染症**
> ③推定原因微生物：**黄色ブドウ球菌（*Staphylococcus aureus*）**
> ④抗微生物薬：**セファゾリン 2g/ 回、8時間ごとに点滴静注**
> ⑤治療方針：**陰性の血液培養ボトル提出日から最低4 ～ 6週間**
>
> ┌─── 診断 ───┐
> 1. 黄色ブドウ球菌菌血症（SAB）
> 　1.1. 感染性心内膜炎（IE）
> 　1.2. 感染性脳動脈瘤
> 　　1.2.1 くも膜下出血（SAH）

図3.12　感染症診療テンプレート（その10）

参考文献

1) 第117回医師国家試験問題（厚生労働省ホームページ：https://www.mhlw.go.jp/seisakunitsuite/bunya/kenkou_iryou/iryou/topics/tp230502-01.html）

2) Fowler VG, et al. Clin Infect Dis. 2023;77(4):518-26.

COLUMN

　ニコニコ動画で出会った「セロリとベーコンのほがらかスープ作ってみた」という動画、これは僕に大きなカルチャーショックを与えました。何もかもが桁違いだったのです。

　「ほがらかスープ」の方はまあともかくという感じ（こちらも色々衝撃ではあるものの）でしたが、酒の飲み方があまりにも破壊的。500mL以上入るでっかいマグカップに、かの有名なサントリー角瓶5Lペットボトル（業務用）をジャカジャカ注ぎ、多少薄まるか程度の炭酸水を注いでできたハイボール、いや、「炭酸水のウイスキー割り」をあたかも排水溝に流したかのような音を立てて一気飲み……。これ、誰に強いられるでもなく自主的にやるの？　僕が学生のときに見た飲酒とは何かが違う、ある種のセンセーションが僕の体を駆け巡ると同時に、「これは自分にもできるだろうか」という好奇心を抑えられなくなり、当時の住まいの真隣にあったスーパーマーケットへ夜10時に駆け込んだのです。もちろん、角瓶を買いに。

　5Lペットボトルは業務用（だし、大きすぎ）だったため、亀甲模様の入った700mL瓶、お馴染みのアレを手にして帰宅。同じようなでっかいマグカップで同じようにハイボールを作り飲んでみるのですが、なにしろ元のアルコール度数は40度ですから、とても飲めたものではありません。一気飲みどころか薄めて薄めてなんとか時間をかけて飲み切るような体たらく。翌日無事に体調も崩し、それからしばらくは角瓶に触ることもありませんでした。

　ところが、何か嫌なことでもあったのか飲酒の機運が高まったある日、角瓶の存在を思い出した僕はおもむろにハイボールを作り始めます。濃くすると飲めないと身をもって知っていたため、ウェブで正しい作り方を調べて作り飲んでみると、あれ、おいしいなこれ。かつて飲んだ特濃ハイボールとは違った味わいであることに気がつきました。濃さを変えるだけでこれだけ違うなら、銘柄を変えたらどうなるんだろう？　僕はまた夜10時のスーパーマーケットへ急ぐのでした。

その3

膝の異物にご用心

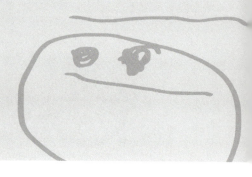

　本項で取り上げる問題は、第118回医師国家試験（2024年）で出題されたものです[1]。医師国家試験での感染症領域の出題は、少なくとも僕が受験した第111回は「問題文でCRPが高ければ感染症、よって解答は抗菌薬の何か」レベルの雑なテクニックが通用したのですが、近年の出題はかなり複雑なものが多くなってきており、全く侮れない内容になっています。レベチです。レベチと言ってもレベチラセタムの略称ではありません。

　設問に正解することよりも、症例のオーバービューを把握し、治療方針を立てることを目標にしましょう。

118F61-63

次の文を読み、61〜63の問いに答えよ。

75歳の女性。人工膝関節置換術のため入院中である。
現病歴：7日前に右変形性膝関節症に対して人工膝関節置換術を実施し、入院中である。3日前から右膝の疼痛を自覚していた。前日から鎮痛薬を内服したが、疼痛が増悪し歩行困難となった。また38℃台の発熱も出現した。
既往歴：60歳から高血圧症と糖尿病に対して内服治療中である。
生活歴：65歳まで小学校の教師をしていた。夫と2人暮らし。アレルギー歴はない。
家族歴：父が高血圧症、母が糖尿病。

術後7日目の現症：意識は清明。身長154cm、体重50kg。体温38.1℃。脈拍124/分、整。血圧88/50mmHg。呼吸数24/分。SpO₂ 96%（room air）。眼瞼結膜はやや貧血様で、眼球結膜に黄染を認めない。頭頸部に異常を認めない。心音と呼吸音とに異常を認めない。腹部は平坦、軟で、肝・脾を触知しない。背部に異常を認めない。右膝は手術創周囲に発赤と腫脹があり、疼痛で可動が困難である。創部の離開や滲出液は認めない。他の部位に皮膚の異常を認めない。

検査所見：尿所見：蛋白（±）、糖1＋、潜血（－）。血液所見：赤血球372万、Hb 11.3g/dL、Ht 32％、白血球11,900（桿状核好中球12％、分葉核好中球79％、好酸球1％、

単球2%、リンパ球6%)、血小板10万、PT-INR 1.34 (基準0.9〜1.1)、血漿フィブリノゲン810mg/dL (基準186〜355)、Dダイマー5.7μg/mL (基準1.0以下)。血液生化学所見：総蛋白6.2g/dL、アルブミン3.0g/dL、総ビリルビン0.8mg/dL、AST 30U/L、ALT 20U/L、LD 220U/L (基準124〜222)、ALP 104U/L (基準38〜113)、γ-GT 29U/L (基準9〜32)、CK 150U/L (基準41〜153)、尿素窒素15mg/dL、クレアチニン0.6mg/dL、血糖228mg/dL、HbA1c 6.5% (基準4.9〜6.0)。Na 138mEq/L、K 3.8mEq/L、Cl 103mEq/L。CRP 34mg/dL。指導医と共に右膝関節穿刺を実施した。関節液のGram染色所見を別に示す。

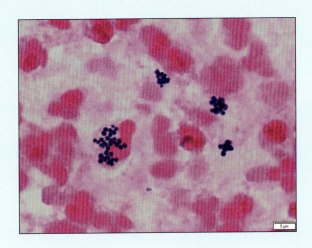

F問題も後半、61〜63問の3連問です。第112回(2018年)以降、試験の日数が3日間から2日間に短縮されたため、F問題は最後のセクション、それも後半の出題ですね。受験生はかなりヒイヒイ言いながら解いたのではないかと想像します。

さて、問題をサマライズするとこうなります。

> 75歳女性、右変形性膝関節症に対し人工関節置換術後4日目から右膝の疼痛、7日目までに疼痛は強くなり発熱も伴うようになった。バイタルサインは血圧低下と頻脈、呼吸数増加を認めショックの様相。身体所見では右膝の手術創周辺に炎症の存在を示唆する所見があり、フォーカスとして考えられる。血液検査所見は軽微な凝固異常と血糖異常、CRP上昇と臓器非特異的な変化。

「CRPが上がってる！ こりゃ感染症！」はやめましょう。その後に膝関節液のグラム染色の写真が見えますから、ここで感染症領域の出題かな？ と推測可能です。

実際の臨床現場では、この「膝関節を穿刺して検体を取るかどうか」で他の診療科との駆け引きが生じる場合があるため、穿刺に持ち込むためにどう説明（時に、説得）するかが醍醐味だったりしますが、それは置いておきまして……膝関節液のグラム染色の所見を見てみましょう（写真3.2）。これ、どこに何がいるか分かりますか？

　黄色の矢印が指す、紫色のつぶつぶしたヤツが細菌です。グラム陽性球菌、その中でも集塊状に見えるため「**グラム陽性ブドウ球菌**」と分かります。ブドウ球菌についてはp.61からまとめていますから、回れ右で読み直していただいても結構です。こんなんなんぼ読んでもいいですからね！

　それでは、例によってこの症例を「5つの要素」のテンプレートにまとめていきます。まず **①患者概要、②感染臓器、③推定原因微生物** はこんな感じ（図3.13）。

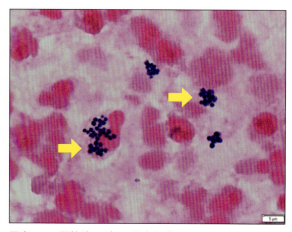

写真3.2　関節液のグラム染色画像

```
          5つの要素で組み立てる
         感染症診療テンプレート

①患者概要：75歳女性
　基礎疾患：高血圧症、糖尿病
　既知の免疫障害：細胞性免疫障害（糖尿病）、
　　　　　　　　　正常解剖構造の異常（膝関節手術後、人工関節）
　治療歴・抗菌薬投与歴：なし
②感染臓器：関節（右膝）
③推定原因微生物：グラム陽性ブドウ球菌
④抗微生物薬：
⑤治療方針：
```

図3.13　感染症診療テンプレート（その11）

その3 膝の異物にご用心

あくまでこれは回答の一例ですので、当然ながら全く同じでなくて結構です。

糖尿病もさることながら、最も懸念すべきは「右膝関節の人工関節置換術後である」＝明らかに解剖学的な異常を抱えていることでしょう。それも発症7日前、入れたてホヤホヤの人工関節です。

その右膝が腫れて痛み、穿刺液からはグラム陽性ブドウ球菌……もうこれは**手術部位感染症（surgical site infection；SSI）**でほぼ決まりですね。多くの場合、このブドウ球菌は培養され菌種と薬剤感受性が判明するでしょうから、微生物学的診断まで確定できそうです。素晴らし〜い（自動販売機の"あったか〜い"のニュアンスで）。

ここでいったん問題に戻りまして、最初の設問を見てみましょう。

118F61

この時点で追加すべき検査はどれか。

a エンドトキシン
b 血液培養
c 尿酸
d 尿中アルブミン
e フェリチン

「b 血液培養」が正解なのはまあ、いいですよね。2セット4本提出しましょう。

一応釘を刺しておきますが、まかり間違っても「a エンドトキシン」なんて選ばないように。臨床においてエンドトキシンなど測ったところでほとんど意味がありません。測定して何か臨床におけるアクションが変化するのであればいいですが、僕の知る限り、エンドトキシンの測定によって治療上絶対に必要な検査や薬剤、処置の追加は起こりません。臨床行動に影響を与えない検査は診断推論のノイズにしかならないため、**無意味どころか有害**です。厳に慎みたいところです。

治療薬はどうする？

では、次の設問を見てみましょう。

118F62	この時点で開始すべき 抗菌薬はどれか。	**a** アンピシリン **b** クラリスロマイシン **c** クリンダマイシン **d** バンコマイシン **e** ミノサイクリン

いかがでしょう。ある程度予想を付けられますか？

　免疫不全の1つ、「正常解剖構造の異常」の項でも紹介した通り（p.22）、ブドウ球菌属は解剖学的異常や人工物と非常に親和性が高いです。具体的には黄色ブドウ球菌や表皮ブドウ球菌（*Staphylococcus epidermidis*）が有名どころでしたね。さしずめ本症例もこのあたりが原因微生物と見て全くおかしくありません。臨床診断（化膿性膝関節炎）を微生物学的診断（グラム陽性ブドウ球菌）で裏付けた形ですね。

　で、治療薬はどうしましょう。これらブドウ球菌属をまるっとカバーできる抗菌薬は——「d バンコマイシン」ですね。グラム陽性である時点で、ごくわずかな例外を除き効果が期待できます（図3.14）。特に表皮ブドウ球菌などCNS（コアグラーゼ陰性ブドウ球菌）はメチシリン耐性株の頻度がおしなべて高く、empiric therapyの時点ではカバーしておくのが妥当です。バイタルサインも不安定ですからね。他の薬剤は初期治療薬としては不適です。

5つの要素で組み立てる
感染症診療テンプレート

①患者概要：**75歳女性**
　　基礎疾患：**高血圧症、糖尿病**
　　既知の免疫障害：**細胞性免疫障害（糖尿病）、**
　　　　　　　　　　正常解剖構造の異常（膝関節手術後、人工関節）
　　治療歴・抗菌薬投与歴：**なし**
②感染臓器：**関節（右膝）**
③推定原因微生物：**グラム陽性ブドウ球菌**
④抗微生物薬：**初期治療としてバンコマイシン**
⑤治療方針：

図3.14　感染症診療テンプレート（その12）

その3 膝の異物にご用心

ソースコントロールを忘れずに

　治療方針は、菌種同定および血液培養の結果にかなり左右されます。実際の出題にはこれ以上の臨床的情報がないのですが、本項では以下の結果だったと仮定して、治療方針まで考えてみましょう。

---

　① 膝関節液の培養で黄色ブドウ球菌、特にMSSAが陽性
　② 血液培養も膝関節液と同様、2セット中2セットでMSSAが陽性

　この時点で黄色ブドウ球菌菌血症（SAB）とSSIとしての化膿性膝関節炎（右側）が確定します。

　まずは②から考えましょう。SABについてはp.61から扱いましたから、詳細はそちらに譲るとして、検討すべきはこのあたりでした。

　・抜去可能な血管内デバイスの抜去・交換
　・血液培養2セットの再検
　・感染性心内膜炎や化膿性脊椎炎の鑑別

　今回は右膝関節というフォーカスが明らかですから、感染性心内膜炎や化膿性脊椎炎については鑑別というより除外が主目的と言えます。少々過剰に感じるかもしれませんが、黄色ブドウ球菌の恐ろしさはしばしば我々の予想の遥かかなた上をいきますから、やりすぎと感じるくらいがちょうどいいです。

　そして①ですが、幸いMSSAですのでバンコマイシンを継続する必要はありません。MSSA感染症の第一選択薬と言えば……？

　セファゾリン、ですね！ これだけはもう忘れないでください。両親の誕生日は忘れても、**MSSA感染症の第一選択薬がセファゾリン**であることは忘れてはなりません。definitive therapyとして、セファゾリンへde-escalationしましょう。そして親の誕生日には電話の1本くらいかけてあげましょう。

　セファゾリンの用量は、心配ご無用。Cockcroft-Gaultの式などを使ってクレアチニンクリアランスを計算し、適切な用量を設定すればいいですね。この症例では63.9mL/minになるはずです（計算してみてください）。したがってセファゾリンの投与量は**2g/回、8時間ごとの投与**が適切です。

> **5つの要素で組み立てる**
> # 感染症診療テンプレート
>
> ①患者概要：**75歳女性**
> 　　基礎疾患：**高血圧症、糖尿病**
> 　　既知の免疫障害：**細胞性免疫障害（糖尿病）、**
> 　　　　　　　　　　**正常解剖構造の異常（膝関節手術後、人工関節）**
> 　　治療歴・抗菌薬投与歴：**なし**
> ②感染臓器：**関節（右膝）**
> ③推定原因微生物：**グラム陽性ブドウ球菌**
> ④抗微生物薬：**初期治療としてバンコマイシン**
> 　　　　　　　**→セファゾリン 2g/回、8時間ごとに点滴静注**
> ⑤治療方針：**ソースコントロール、長期の抗菌薬投与**

図3.15　感染症診療テンプレート（その13）

そして忘れてはならないのがソースコントロールです。まずはドレナージ、次いで今回の場合は感染してしまった人工関節を残念ながら抜去しなければならないかもしれません。このあたりを整形外科と相談し方針の決定が必要です。基本的には抜去・交換がベターです。

この症例の場合、治療期間はかなり込み入った問題となる可能性があるので、感染症に明るいスタッフと相談して決定するのがいいでしょう。人工関節が絡む感染症では、長いと6週間の静注抗菌薬での治療＋経口抗菌薬での維持治療で合計3カ月（以上）の治療期間が必要になることがあります。ヒエ～～～ッ。

以上を踏まえ、テンプレートは図3.15の通りまとめられます。

ちなみに第63問はこんな感じ。

> **118F63**
>
> 右膝関節に再手術を行い、抗菌薬治療を継続していた。再手術後2日目に初回歩行を開始したところ、突然の胸痛と呼吸困難が出現した。意識は清明。体温37.5℃。脈拍120/分、整。血圧90/44mmHg。呼吸数28/分。SpO_2 92%（room air）。著明な発汗と頸静脈の怒張を認める。心音と呼吸音とに異常を認めない。

その3 膝の異物にご用心

確定診断に最も有用なのはどれか。	a 胸部造影CT
	b 心エコー検査
	c 心電図検査
	d スパイロメトリ
	e 動脈血ガス分析

「術後に歩いたら急に胸が痛くなりました！」「肺血栓塞栓症を疑います！『a 胸部造影CT』！」な問題です。解説は割愛しますね。

　ちょっと複雑な症例でしたが、このようにテンプレートを作成し埋めていくと、診断がついた時点で治療終了までのビジョンがある程度見通せることを体感していただけましたか？ これによって治療完了まである程度の臨床経過を予測することができ、治療中のイレギュラーにも気付きやすくなります。慣れればそんなに大変なことでもありませんし、このことがもたらす担当医の心の安寧は計り知れないものがありますから、ぜひやってみてくださいね。

参考文献

1）第118回医師国家試験問題（厚生労働省ホームページ：https://www.mhlw.go.jp/seisakunitsuite/bunya/kenkou_iryou/iryou/topics/tp240424-01.html）

その4

レベルはいいから物理で殴れ

　もう皆さんもかなり症例から5つの要素を拾い上げられるようになってきたはずです。国家試験の問題はやはり典型的なケースが題材になることが多いですが、実臨床で出会う症例が典型的だろうがそうでなかろうが、感染症診療の本質は変わりません。どんな状況でもキッチリ問診、バッチリ身体診察、スマートな検査で情報を揃えて、バシッと治療方針を定められるようトレーニングしましょう。症例問題もこれで最後、第116回（2022年）の問題です[1]。

次の文を読み、63 〜 65の問いに答えよ。

116C63-65

62歳の女性。腰痛、発熱および嘔吐を主訴に救急車で搬入された。

現病歴：3日前から間欠的な右腰痛を自覚していた。今朝起床時から悪寒も自覚するようになった。夕刻になり発熱と繰り返す嘔吐も出現し、動けなくなったため救急車を要請した。

既往歴：30年前に子宮筋腫摘出術。

生活歴：夫と二人暮らし。喫煙歴はない。飲酒は機会飲酒。

家族歴：両親が高血圧症であった。

現症：意識レベルはJCSI-1。身長158cm、体重55kg。体温38.9℃。脈拍110/分、整。血圧88/54mmHg。呼吸数26/分。SpO₂ 99%（room air）。眼瞼結膜と眼球結膜に異常を認めない。甲状腺と頸部リンパ節を触知しない。心音と呼吸音に異常を認めない。腹部は平坦で、肝・脾を触知しない。右腰部に叩打痛を認める。腸雑音はやや減弱している。四肢に浮腫を認めない。皮膚には皮疹を認めない。

検査所見：尿所見：黄褐色でやや混濁、比重1.020、pH5.5、蛋白＋、糖（－）、潜血3＋、白血球＋、ケトン（－）、亜硝酸＋。血液所見：赤血球407万、Hb 13.2g/dL、Ht 38%、白血球12,600（好中球77%、好酸球1%、好塩基球1%、単球6%、リンパ球15%）、血小板13万。血液生化学所見：総蛋白6.3g/dL、アルブミン4.2g/dL、総ビリルビン1.0mg/dL、AST 42U/L、ALT 40U/L、LD 228U/L（基準120 〜 245）、

ALP 105U/L（基準38～113）、γ-GT 45U/L（基準8～50）、CK 131U/L（基準30～140）、尿素窒素24mg/dL、クレアチニン1.3mg/dL、血糖120mg/dL、Na 132mEq/L、K 3.8mEq/L、Cl 104mEq/L、Ca 8.5mg/dL。CRP 2.2mg/dL。乳酸2.5mg/dL（基準5～20）。動脈血ガス分析（room air）：pH7.43、PaCO$_2$ 25Torr、PaO$_2$ 88Torr、HCO$_3^-$ 16.5mEq/L。腹部単純CTを別に示す。

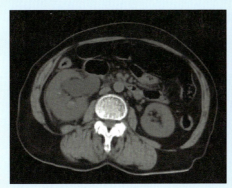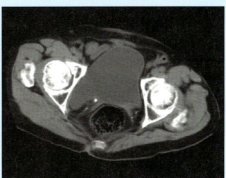

ここまでやってきましたから、もう細かいことは抜きにして治療方針まで一気にテンプレートを埋めてみましょう。僕はこんな感じでまとめました（図3.16）。

5つの要素で組み立てる
感染症診療テンプレート

①患者概要：62歳女性
　基礎疾患：なし
　既知の免疫障害：正常解剖構造の異常（右尿管結石）
　治療歴・抗菌薬投与歴：なし
②感染臓器：上部尿路
③推定原因微生物：腸内細菌目細菌など
④抗微生物薬：（初期治療）メロペネム 0.5g/回、6時間ごと
⑤治療方針：閉塞の解除後5～7日間の抗菌薬投与

図3.16　感染症診療テンプレート（その14）

右尿管膀胱移行部で嵌頓したと思われる尿管結石を背景に、いわゆる閉塞性尿路感染症を発症しているようです。血圧は低下、頻脈で呼吸数も増加しており、ショックに及んでいることが想定されます。最初の設問はこちら。

| 116C63 | 最初に行うべき 対応はどれか。 | a アドレナリン静注
b NSAID内服
c 経鼻胃管留置
d 生理食塩液輸液
e 尿管ステント留置 |

なにはなくともまずはショックの離脱を考えますから、答えは「d 生理食塩液輸液」ですね。血圧が下がっているからといって、まかり間違っても「a アドレナリン静注」しないように！

次いで抗菌薬の投与を検討することが多いと思いますが、このような「感染臓器も原因微生物も絞りきれていない、バイタルサインが不安定で考えている時間がない、ソースコントロールは必要だがそれまで待機できない」と、どうしようもない状況ではメロペネムのようなカルバペネム系抗菌薬での一時しのぎもやむを得ないでしょう。地域の事情や施設のスタンスによる差異があるところだと思いますし、実際にはアンチバイオグラムのようなローカルファクターを参照して決めますから、あくまで一例としてお考えください。**いずれ来るだろうde-escalationのときのため、抗菌薬投与の前に塗抹や培養用の検体の確保を忘れずに。**

処置に耐えられるくらいのバイタルサイン・全身状態になったら、ソースコントロールとして「e 尿管ステント留置」すなわち閉塞の解除を可及的速やかに行いましょう。

ソースコントロールで処置が必要な場合に「抗菌薬を投与し、よくならなかったらドレナージを検討する」という勘違いが散見されます。これはもう、絶対的に誤りです。逆です、逆。「ドレナージを先行した後、抗菌薬投与を行う」のが正しい。皆さん抗菌薬の力を過信しすぎです。

この症例のように尿管が閉塞したり膿瘍が形成されたりすれば、微生物に大きな地の利がもたらされます。これを抗菌薬だけでなんとかしようというのは多くの場合、無理筋。城の水堀の外から鉄砲を打ったり、長槍を担いで狭い橋を渡って突撃したりするようなものです。ですから抗菌薬で攻撃するより先にドレナージ＝水堀を埋めるのが先決であって、その方が圧倒的に効率がいいのです。当該診療科（外科とか）の医師とドレナージが可能かどうかを相談し、可能ならば実施してもらいましょう。結局、物理攻撃が最強なのじゃよ……。

その4 レベルはいいから物理で殴れ

さ、次の設問です。

> **116C64**
>
> 入院時に採取された血液培養は、好気性ボトルと嫌気性ボトルがいずれも陽性になった。血液培養ボトルの内容液のグラム染色所見を別に示す。
>
> 最も可能性が高いのはどれか。
>
> a *Candida albicans*
> b *Enterococcus faecalis*
> c *Escherichia coli*
> d *Neisseria gonorrhoeae*
> e *Pseudomonas aeruginosa*

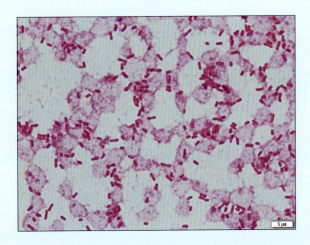

不幸にも血液培養が陽性となりました。グラム染色の所見だけ説明を入れておきます。写真に写る菌体はこの無数に見えるピンク色の**モニッ**としたやつ（**写真3.3**）。**グラム陰性桿菌**ですね。

グラム陰性桿菌で注意すべきなのはp.70以降で詳しく扱った「e *Pseudomonas aeruginosa*（緑膿菌）」などのブドウ糖非発酵菌ですが、こいつらはもっと細く**ヒョロッ**とした像をとることが多いです。で、この**モニモニ**具合は腸内細菌目細菌（*Enterobacterales*）でしょう。とはいえ、グラム染色像が分からなくても、市中発症の尿路感染症の原因微生物として「c *Escherichia coli*（大腸菌）」の頻度が高いという知識があれば正答可能です。

さらに、血液培養の好気・嫌気いずれのボトルからも発育している点で緑膿菌の可能性はガクッと落ちます。なぜなら原則、**緑膿菌は好気ボトルからしか発育しない**ためです。

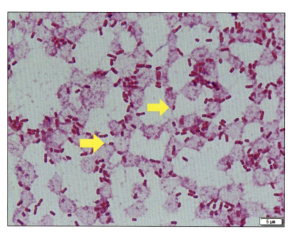

写真3.3 血液培養のグラム染色画像

```
         5つの要素で組み立てる
        感染症診療テンプレート
 ①患者概要：62歳女性
    基礎疾患：なし
    既知の免疫障害：正常解剖構造の異常（右尿管結石）
    治療歴・抗菌薬投与歴：なし
 ②感染臓器：上部尿路
 ③推定原因微生物：グラム陰性桿菌（腸内細菌目細菌疑い）
 ④抗微生物薬：グラム陰性桿菌の薬剤感受性による
 ⑤治療方針：閉塞の解除・7～10日間の抗菌薬投与
```

図3.17 感染症診療テンプレート（その15）

　やや発展的な内容になりますが、臨床ではグラム染色所見と陽性となったボトル（好気か嫌気か）を合わせて抗菌薬決定の判断材料にすることがあるので、覚えておくと便利です。

　グラム染色からも教科書的知識からも臨床的知識からも、多方向から正答が可能な良問でした。これを踏まえて、テンプレートの内容を更新するとこうなります（図3.17）。

　血液培養が陽性となったため、多くの教科書に記載されているであろう通り、投与期間を少し延ばしましょう（意見の分かれるところで、将来的には延ばさなくてもよくなるかもしれません）。de-escalationもしたいですが、ここは血液培養で判明したグラム陰性桿菌の薬剤感受性によります。大腸菌で確定し、獲得耐性がなければ**アンピシリン**（ないし、**セファゾリン**）がベスト。empiric therapyで開始したメロペネムをダラダラと使うのではなく、ここはチャキっとde-escalationしましょう。**definitive therapy** ってやつです。

その4　レベルはいいから物理で殴れ

振り返りたい方はp.83へ。次、ラストです。

116C65

抗菌薬投与を含む治療の結果、入院4日目から解熱を認めた。以後順調に回復し抗菌薬治療は合計10日間の計画としていたが、入院8日目になり再度の発熱と腹痛を認めた。入院7日目の看護記録によると、茶褐色の水様下痢が合計8回あった。意識は清明。体温38.2℃。血圧90/56mmHg。脈拍112/分、整。呼吸数20/分。SpO₂98%（room air）。腹部は全体に圧痛を認め、やや膨隆している。腸雑音は減弱している。腰部叩打痛は認めない。

この時点で実施すべき検査はどれか。

a　心電図
b　尿培養
c　脳脊髄液検査
d　便潜血
e　便中CDトキシン

Ⅰ
Ⅱ
Ⅲ

「5つの要素」実践編——症例問題

「抗菌薬治療は合計10日間の計画」ですって。遥か前方まで見通しバッチリ、これが5つの要素を固めることの大きなメリットです。国家試験レベルでここまで書いてあると、なんだか感慨深いですね。

　さて、入院8日目からの発熱と腹痛、下痢と少々毛色が違う主訴。これは抗菌薬投与を背景として発症した*Clostridioides difficile* infection（CDI）が疑われ、「e 便中CDトキシン」が正解となりますが、かなり各論的な内容になるので解説は割愛します。ちなみに割愛って二字熟語、見た目には縁起が良くないのですが、「愛着を断ち切る」という仏教用語から生まれたものといわれています。僕が普段CDIに対してどういう感情を抱いているのかこれでお分かりいただけますね？

　重たい症例もありましたが、症例問題はこれにて終了です。テンプレートの運用の仕方は大体つかめましたか？ あとは実戦投入、まずはとりあえずやってみてください。使いにくいところがあればテンプレートを改変したって構いやしません。軸だけブレないように、ツールとして活用できる形にしてみてください。

参考文献

1) 第116回医師国家試験問題（厚生労働省ホームページ：https://www.mhlw.go.jp/seisakunitsuite/bunya/kenkou_iryou/iryou/topics/tp220421-01.html）

マイナートラブルシューティング　Q1

CRP上昇 ＝ 抗菌薬を投与すべき？

　これまで、感染症診療の基本のキについて、脱線しつつも僕の知る限りを話してきたつもりです。最後に「マイナートラブルシューティング」として、臨床においてこの基本から外れてしまった場合の立ち回り方や普段の診療で気を付けたい点などについてお話ししたいと思います。

　先に断っておきますが、エキスパートによって意見が分かれるケースも多い領域だと思います。本書で述べることが絶対的に正しい、というのではなく、1つの考え方として受け止めていただけると幸いです。

　なお、取り扱う疑問には、前職の公立昭和病院（東京都小平市）で研修中だった先生方から寄せてもらったものも含まれます。全部を取り上げることはできませんでしたが、感染症診療に真摯に向き合ってくれて本当にありがとう。この場を借りてお礼申し上げます。

CRPが感染症の診断に役立つことはほぼない

　最初の質問は、4年目の先生からの「**CRPが上昇している場合、臓器特異的パラメータの異常がなくても抗菌薬を投与すべきか？**」というもの。のっけから、だいぶ込み入ったハナシになりそうな予感がしますが……。僕のスタンスということで聞いてください。

　まず、CRPが感染症の確定診断に役立つケースは極めてまれです。僕自身の少ない経験ではあるものの、CRPの値を決定打に確定診断した例は正直思い付きません。

　本筋に入る前に、CRPが何たるかを簡単に説明しておきましょう。先生方は「CRPって何？」という質問に、クリアカットに回答できますか？ かなり浸透している検査項目だとは思うのですが、いざ「何？」と聞かれると困るのではないでしょうか。

　CRPはC-reactive proteinの略で、肺炎球菌が持つC多糖体に結合することから命名されたタンパク質です。その後、色々な検討の中で、IL-6などの刺激により肝臓で合成されることや、好中球や単球系に作用して免疫機能を調節する働きがあることが分かっています。なんだ、臨床で測定されるためだけに生まれてきたんじゃないのか、君。

より適切な感染症診療のための5つの要素

患者背景・経過の把握

感染臓器の検索

原因微生物の推定

抗微生物薬の選択

治療経過の予想・推定

図1.1　より適切な感染症診療のための5つの要素（再掲）

　感染症と縁が深そうなCRPですが、残念ながら感染症を診断する能力、言い換えれば特異度は高くありません。「市中で発生した敗血症の診断（現在の敗血症の診断基準とは異なることに注意）に、CRPがどれくらい役に立つか？」という前向き研究[1] を見てみましょう。CRP 3.8mg/dLをカットオフとすると、感度と特異度がそれぞれ79.7%、57.9%、5.0mg/dLだと71.6%と63.2%、10.0mg/dLで63.5%と94.7% ―― と、10.0mg/dLでやっとこ多少は期待できる程度の結果となったのです。「え、なんだ、CRPも診断に役立つじゃん」と思ったアナタ。惜しいです。

　敗血症は感染症の病名ではありません。症候群です。そこには感染臓器の情報も微生物の情報も一切含まれていません。ホラ、思い出してください、親の顔より見た5つの要素を（**図1.1**）。でもって親の顔ももっと見ましょう。

　感染症診療では臓器特異的なパラメータを重視しなさいとか、具体的な微生物名を思い描いて最適な治療を組み立てなさいとか、色々とうるさく言ったじゃないですか。それらを考えるのに、**CRPはあまりにも非特異的すぎます**。CRPと臓器解剖学的診断・微生物学的診断は結びつきません。つまり、CRPは抗菌薬の選択や治療期間の設定といった治療の部分にほとんど寄与しないのです。そして何なら感度も低い。救急外来などで感染症のスクリーニングに活用したくてもできない程度の性能なのです。

CRPをうまく使おう

　「え、なんだ、CRPって何の役にも立たないじゃん」と思ったアナタ。待ってください。ちゃんと役立つこともあります。それも、2つも。

さっきの前向き研究の結果を、もう一度見てみましょう。CRP 10.0mg/dLをカットオフとすると、敗血症診断の特異度は94.7％まで上昇しました。この値を超えていたら、市中発症の敗血症かもしれない、あるいは敗血症じゃないにしろ結構ヤバい状況だと考えられるかもしれません。感染症を疑うヤバい状況のときにすべきことは？

そう、**キッチリとしたワークアップ**ですね。身体所見をちゃんと取り直したり、胸部X線検査を実施したり、場合によってはCT検査を行ったり、そして、血液培養2セットを忘れず出したりと、CRP高値を見たら精査に乗り出す閾値を一段下げていただきたい。いわば、セーフティーネットとしてCRPを使っていただきたいんです。この思考回路は大変重要です。

そして、精査の結果、なんらかの異常が見つかったら、異常があった臓器の専門家に連絡してください。そのとき、相手へ必要な情報を伝え終わった後で、ちょっと小さい声でこう申し添えましょう。「CRPが〇〇mg/dLもあります」と。そうすると、相手の医師もその気になってくれるかもしれません。こういうコミュニケーションでも、CRPって結構大事です。ちょっとズルいし本質ではないですが、特に若手のうちは使えるものは使うべきです。これらがCRP測定の大きな意義です。

だいぶ脱線しましたが、最初の質問に回答しましょう。「CRPが上昇している場合、いわゆる"高CRP血症"に対して抗菌薬を投与するか？」──これは、**NO**です。こういうときこそ安易な抗菌薬投与に逃げるのではなく、診断にこだわってください。臓器特異的パラメータの異常は本当にありませんか。感染性心内膜炎や化膿性脊椎炎、肝膿瘍などを、見逃していませんか。感染症以外でCRPが上昇している可能性は吟味しましたか。

感染症を疑うのであれば、複数回・複数セットの血液培養、CTやMRI、時にPETなどの詳細な画像検査、そして高次医療機関への相談を選択肢に入れておくといいでしょう。そして、膠原病内科や血液内科など、頼れる医師への相談もお忘れなく。安易に抗菌薬を投与したために、診断が曇ってしまうかもしれませんよ。

参考文献

1) Gaïni S, et al. Crit Care. 2006;10:R53.

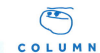

COLUMN

　さて、「ほがらかにウイスキーが趣味になった話」、略して「ほがウイ」のお時間です。

　僕が深夜のスーパーマーケットで購入したウイスキーは、角瓶と同じくサントリーが出している「知多」。当時はウイスキーについてなんら基礎知識がありませんでしたから、特段の理由はなく選びました。

　家に持ち帰ってハイボールを作り飲むのですが、やはり……違う、違うぞ、角瓶とは。どちらがおいしいという感想こそないものの、明らかに味わいが異なります。実は角瓶と知多とではそもそもウイスキーのカテゴリが違うため、味わいの差は至極当然なのですが、当時全く酒に馴染めなかった僕にとって、この味わいの違いに気付けたことは大きな収穫だったのです。

　そこからの展開は早く、もともと凝り性な性格なこともあって、気になった銘柄は即購入、おいしかった銘柄はどんな蒸溜所で作っているのか、どんな環境・製法なのかを調べ、出張にかこつけて蒸溜所見学に行くまでになりました。炭酸で割らなければ飲めなかったのは昔の話、いつからかストレート（スコッチウイスキー界隈では"ニート[neat]"と呼びます）で飲むのが普通になりました。飲酒否定派おじさんは、頭でっかちのウイスキー大好きおじさんにいつのまにか変貌していたのです。世間でよく言う"酒飲み"の誕生です。ラーメンに次ぐ第2の趣味となりました。

　といった具合でこの数年、ほとんど毎夜自宅やバーで琥珀色の液体が入ったグラスをくゆらせているのですが、趣味が多いのはいいものです。生きていて何か嫌なことがあっても「まいいか、仕事終わったら二郎食べられるし」とか「自宅にあるちょっとお高いウイスキー開けて忘れるか」となれるから。上手に生きるための1つの手段として、神様が用意してくれたのかもしれませんな。

　なお、この原稿もウイスキーを飲みながら筆を執っています。最近は専ら「Bowmore（ボウモア）」という銘柄にお熱ですから、もし筆者に何か贈答をお考えの際は、このBowmoreを選んでおけば間違いありません。

Q2

抗菌薬は何に溶かせばいい？

「ま、生食100（生理食塩水100mLの意）安定っしょ」

　で終わらせてもいいのですが、あまり深く考えるような機会もないと思いますから、せっかくなのでちょっと掘り下げてみましょう。なんだかすごーくマニアックな香りが漂いますから、「ウッッッッッッッッッッッッッッッッッ！！！！！！！」となった方は静かにページをめくり次の話題に進んでください。

　なお、今回も「抗菌薬」と言い切ってしまっていますが、抗真菌薬も抗ウイルス薬も抗原虫薬も基本的な考え方は同じなので、適宜読み替えてくださいね。

　多くの抗菌薬は、粉のまま、あるいはアンプルに封入された液体のまま経静脈的に投与すると血管痛などのために投与することが難しいため、なんらかの溶液に溶解して投与することがほとんどです。一部の抗菌薬はキット（点滴用バッグ）になっているものがありますが（セファゾリン、セフメタゾールなど）、そうでない抗菌薬をどの溶液で、またどのように溶解するか、気にかけたことは……ありませんよね。いやそれでいいんです。生食50mLとか100mLに溶解する習慣があまねく広がっていますから、あえて取り沙汰するようなこともないんです、基本的には。

　しかし時々、生食で溶解してはいけない抗菌薬もあるのです。どんなものがあるか、ご存じですか？

パパッと生食で溶解してはいけない抗菌薬

　先に一般論を申し上げておくと、エラーを未然に防ぐための最善策は「投与予定の抗菌薬の添付文書を逐一確認すること」です。特に、自分がこれまで投与したことがない薬剤については、一度は添付文書に（ザッとでいいので）目を通すことをお勧めします。その中で溶解液もしれ〜っと、指定されていることがありますからね。

　例えば、アジスロマイシン。2024年10月現在で入手可能な先発品である「ジスロマック点滴静注用500mg」の添付文書にある「薬剤調製時の注意」を見てみましょう。

本剤を注射用水4.8mLに溶解した液（濃度100mg/mL）を、5%ブドウ糖注射液等の配合変化がないことが確認されている輸液を用いて注射溶液濃度1.0mg/mLに希釈する。

100mg/mL溶液を調製の際には、注射用水以外での調製データはないことから、注射用水以外の溶液を使用しないこと。

国内第I相試験で、注射液濃度が2.0mg/mLの場合、注射部位疼痛の発現頻度が上昇したため、1.0mg/mLを超える投与は原則として行わないこと。また、外国第I相試験で注射液濃度が2.0mg/mLを超えた場合、注射部位疼痛及び注射部位反応の発現頻度が上昇するとの報告がある。

本剤の使用にあたっては、完全に溶解したことを確認すること。

　こんな感じで、「注射用水4.8mLでまず溶け」「その後5%ブドウ糖注射液で1.0mg/mLに希釈しろ」──と細かく指定されています。注射用水4.8mLの後にブドウ糖注射液だなんて、もうそれ、最初から5%ブドウ糖液500mLとかに溶解するんじゃアカンのか？ という感じですが、記載の溶解方法以外での調製データがないそうなので、まあ、仕方ないですね。

　このように溶解方法がキッチリ決められている薬剤もありますが、どちらかというと例外的で、割と何に溶いても問題のないものがほとんどです。β-ラクタム系抗菌薬なんて、特に。

割と何で溶解してもいい抗菌薬

　先生方も頻用されているであろう、アンピシリン・スルバクタム。後発品である「スルバシリン静注用」の添付文書では、「用法・用量」に以下の記載があります。

静脈内注射に際しては、日局注射用水、日局生理食塩液又は日局ブドウ糖注射液に溶解し、緩徐に投与する。

なお、点滴による静脈内投与に際しては、補液に溶解して用いる。

　先ほどのジスロマックに比べると、随分ふんわりした指定です。注射用水でも生理食塩水でも5%ブドウ糖注射液でもいいんですって。

　β-ラクタム系抗菌薬はおおむねこのような簡素な記載になっています。歴史ある薬も多いですから、それくらい色々な溶液中での配合変化が試され、溶かしていいモノ、ダメなモノが明らかになっているんですね。

表3.2　ユナシン-S静注用の各種輸液との配合試験結果
（インタビューフォームを基に著者作成）

溶解液	試験項目		配合直後	配合3時間後	配合6時間後
注射用水		pH	9.15	8.54	8.08
	含量*	アンピシリン	9.88（100）	9.71（98.3）	9.6（97.2）
		スルバクタム	5.53（100）	5.53（100.0）	5.47（98.9）
生理食塩水		pH	9.21	9.00	8.92
	含量	アンピシリン	9.34（100）	9.40（100.6）	9.31（99.7）
		スルバクタム	5.21（100）	5.33（102.3）	5.35（102.7）
5％ブドウ糖液		pH	8.53	8.16	7.64
	含量	アンピシリン	9.83（100）	9.24（94.0）	8.51（86.6）
		スルバクタム	5.43（100）	5.41（99.6）	5.17（95.2）

*mg（力価）/mL、カッコ内は残存率（%）

　同薬の先発品「ユナシン-S静注用」のインタビューフォーム[1]で示されているデータから、注射用水と生理食塩水、ブドウ糖注射液での溶解による配合変化を比較してみましょう（**表3.2**）。

　抗菌薬はおおかた溶解直後に投与を開始し、1〜2時間かけて投与されますから、配合直後と配合3時間後のデータ（太枠部分）が重要です。

　こうして比べてみると、配合変化が一番小さそうなのは生理食塩水ですが、配合直後の力価の低下幅が一番大きいのもまた生理食塩水ですね。配合3時間後では、薬剤の含量は3種類の溶液の間でほとんどトントンといったところです。つまり、一般的に行われる治療（溶解後すぐに投与開始、1〜2時間かけて点滴）の範疇では、どの溶液を使用しても大きな問題はないと言えそうです。

　近年は**prolonged infusion**、あるいは**continuous infusion**などと言って、3時間以上かけて、あるいは24時間持続的に点滴静注することでより効果を高めることができるのではないか、という検討も増えてきています。しかし、この表だけからモノを言うとすると、5％ブドウ糖液にアンピシリン・スルバクタムを溶解した場合、配合6時間後のアンピシリンの残存率は86.6％と無視できない値まで低下するため、6時間を超える長時間の点滴静注に耐えられない可能性が考えられます。長時間点滴を試みるならば注射用水か生理食塩水が良さそうですね。

　いずれにしても、このようなデータを元にして添付文書のレベルで推奨できる溶液が決められているものと思われます。色々表をこねくり回した挙句、結論、それかよ！

ちなみにβ-ラクタム系抗菌薬はおおむねどの薬剤でも同じことが言えますので、例えば生理食塩水での溶解を基本とし、輸液負荷やナトリウムの負荷が懸念される場合に5%ブドウ糖液を選択する、という考え方が可能です。恐らく誰しもがやっていることなのですが、実はこんな研究・検討の結果の上に成り立っているのですよ。

溶液の量は？

　使用可能な溶液の種類は添付文書で確認し、その中で迷ったら生理食塩水で溶解すればいいことは分かりました。では、溶液の量はどうしましょう？

　恐らくこれにはコンセンサスがありません。ただ一般的に「薬剤の濃度が高いと血管痛の原因となる」「薬剤の濃度が低い方が失活率は低くなる（＝長時間での安定性が高くなる）」という事実があるため、50mLでも100mLでも問題がない抗菌薬ならば、**100mLを基本**に考えておくのがいいのではないかと思います。その上で、例えば血管痛の問題がなく、輸液負荷の影響が無視できないのであれば溶解液を50mLに減量する、くらいのスタイルがいいんじゃないかなあ。

　というわけで、抗菌薬の溶解は特に指定のない限り生食100（生理食塩水100mLの意）安定、なのですが、使ったことのない薬剤を扱うときには、一度は添付文書に目を通す癖をつけておきましょうね。

参考文献

1) ユナシン-Sキット静注用1.5g／ユナシン-Sキット静注用3gインタビューフォーム（2024年10月改訂［第22版］）

Q3

軽症なら抗菌薬を減らしていい？

　——しばしば見かけるこの言説、個人的には結構興味深く見ています。診療の場の規模（診療所から大病院まで）やキャリア（臨床研修医から熟練者まで）を問わず、こういうことを言い出す医師は一定の割合で存在しますね。過去に耳にしたのは、こんな発言。

・外来診療レベルの細菌性咽頭炎ならアモキシシリン 250mg/回を1日2回内服、4日間でいい（本来は少なくとも500mg/回を1日2回内服、10日間）
・軽症の誤嚥性肺炎やその予防なら、アンピシリン・スルバクタムは3g/回を12時間ごとの投与でいい（本来は3g/回を6時間ごと）

　つまり「病状が軽ければ、その分抗菌薬を減らしてもいい」という考え方になります。これ、先生方はどうお考えになりますか？

感染症診療は高血圧症や糖尿病の治療と異なる

　例えば高血圧症の治療を行う場合、患者の高血圧の程度により降圧薬の種類や量を調節しますよね。糖尿病も同様に、高血糖の程度によって経口血糖降下薬を使ったり、時にインスリン製剤を併用したりするわけです。患者の症状によって治療の強度が変わるので、自宅測定の血圧が141/80mmHgのギリギリⅠ度高血圧の患者に最初からACE阻害薬とカルシウム拮抗薬とサイアザイド系利尿薬をいずれも極量、みたいな治療は絶対にしませんよね。こういうのはむしろ患者にとって有害であり、不適切な治療です。

　しかし、感染症診療においてはむしろ初手からフルパワーが正解です。「軽症だからチョットだけ抗菌薬使っとこっか」は、原則あり得ません。なぜでしょうか。これは、感染症が微生物によって引き起こされることが大きく関わります。少しイメージしにくいと思いますので、具体的な例を挙げて考えてみましょう。P.106で扱った、市中発症の尿路感染症が疑われる40歳代女性です（図2.11、2.12）。

　院内で作成されたアンチバイオグラムを参照しつつ、empiric therapyとして「セフトリアキソン 1g/回、24時間ごとに点滴静注」を設定したとします。例によって尿培養・血液培養2セットから次の細菌が発育してきたとしましょう（表2.17）。

症例：40歳代女性
主訴：発熱、倦怠感
基礎疾患・既往症：なし
現病歴：来院前日から39℃台の発熱があり市販の解熱薬を内服していた
が、来院日の朝に耐えられなくなり救急要請
バイタルサイン：意識レベル清明、血圧120/58mmHg、脈拍数 **120/分**、呼
吸数24/分、体温 **39.7℃**
身体所見（抜粋）：**肋骨脊柱角叩打痛が右側で陽性**
検査所見（抜粋）
血液：後述
尿：**白血球（3+）、細菌（3+）**
尿グラム染色：**白血球（3+）、グラム陰性桿菌（3+）**
血液培養：2セット提出、検査中

図2.11 症例：40歳代女性（再掲）

血液検査結果（初療時）

- 生化学検査
  - 総蛋白 6.3g/dL
  - アルブミン 4.4g/dL
  - 総ビリルビン 0.4mg/dL
  - AST 87U/L
  - ALT 24U/L
  - LD 463U/L
  - 尿酸 4.9mg/dL
  - クレアチニン 1.08mg/dL
  - eGFR 44.2mL/分/1.73m2
  - 尿素窒素 20.2mg/dL
  - ナトリウム 140mEq/L
  - カリウム 3.8mEq/L
  - クロール 103mEq/L
  - カルシウム 9.2mg/dL
  - 血糖 94mg/dL
  - HbA1c 5.7%

- 免疫学的検査
  - CRP 28.53mg/dL

- 血液学検査
  - 白血球数 2万2100/μL
  - 赤血球数 488万/μL
  - ヘモグロビン 14.6g/dL
  - ヘマトクリット 42.1%
  - 血小板数 22.2万/μL
  - 平均赤血球容積（MCV） 68.2fL
  - 平均赤血球ヘモグロビン量（MCH） 29.8pg
  - 平均赤血球ヘモグロビン濃度（MCHC） 34.6%

- 凝固検査
  - 活性化部分トロンボプラスチン時間（APTT） 32.3秒
  - プロトロンビン時間（PT） 12.1秒
    - PT活性% 89%
    - PT-INR 1.07

図2.12 血液検査結果（初療時）（再掲）

表2.17 薬剤感受性検査結果の例（その6）（再掲）

検出菌：大腸菌（*Escherichia coli*）

薬剤	MIC	判定
アンピシリン	≦4	S
セファゾリン	≦2	S
セフトリアキソン	≦1	S
メロペネム	≦0.13	S
レボフロキサシン	≦0.5	S

> ## 標的治療薬選択の3つのステップ
>
> ### ステップ1：最大の治療効果
> 患者の感染症を最大限治療可能であること
>
> ### ステップ2：最小の有害事象
> 起こり得る副作用が最小であること
>
> ### ステップ3：最小の耐性菌誘導（選択圧）
> 耐性菌の誘導を最小限に抑えること
>
> ＋コスト、投与の簡便さ、アクセスの良さなど

図2.10　標準治療薬選択の3つのステップ（再掲）

　ええ、親の顔より見た大腸菌です。セフトリアキソンがSで、empiric therapyとしてセフトリアキソンを**適切な投与設計**で投与されていますから、順当にde-escalationして治療完遂が目指せそうですね。Definitive therapyとして、p.84で示した「標的治療薬選択の3つのステップ」によりアンピシリン（施設で採用されていなければセファゾリン）を選択できます。この3ステップ、重要ですから覚えておいてくださいね（図2.10）。

　セフトリアキソンを使い続けるメリットなんてほぼないに等しいですから、チャッチャとde-escalationするのが、吉。アンピシリンに変えちゃいましょう。このとき患者は日に日に元気になっており、状態としてはいわば軽症、外来診療可能なレベルだと仮定した場合、投与設計はどうしましょう？

　ここでやってはいけないのが、抗菌薬の投与量を減らすこと、です。軽症だろうが外来診療可能だろうが手加減ナシ。「臨床経過もいいし、もっと少なくても治療できるかもしれない……。『アンピシリンを2g/回、12時間ごと』にしようかな」などと考える必要は皆無です。しっかり「アンピシリン2g/回、6時間ごと」でブッ放しましょう。

　なぜなら、この投与設計でないと大腸菌を十分殺菌（および発育阻止）できる＝十分な臨床効果を得る保証ができないためです。感染症の原因が微生物である以上、抗菌薬は「微生物を殺せるか、否か」でしか語れないのですから、症状の軽重は関係ありません。そもそも、軽症だからと言って大腸菌のMICが低下して抗菌薬が効きやすくなるわけじゃないですよね。

　「軽症だから抗菌薬をちょいと減量しようかな」などと思うのは、「高血圧症という“病名”に対して降圧薬」を使うのと同様に「感染症という“病名”に抗菌薬」を使っているからで

あり、本質を完全に蔑ろにする態度、微生物に目が向いていない何よりの証拠です。**抗菌薬（抗微生物薬）は"抗感染症薬"ではありません。**あくまでターゲットは微生物なのです。

PK-PDパラメータをざっくり理解しておこう

感染症領域の教科書を開いたり専門家と話したりすると、しばしば**"PK-PD"**という単語が飛び出すことがあります。これは感染症診療を考えるにあたって非常に重要な考え方の1つで、「適切でない抗菌薬の選択や投与設計により治療効果を期待しにくい」みたいな状況の時に「これはPK-PDパラメータが不足ですねぇ（スチャ」とスカした感じで言うことも……1年に1回あるかないかだな。

本当はこの「PK-PDパラメータ」についても詳しく説明したいのですが、話し出すと長く難しくなりますから割愛します。今のところは、以下のように理解しておいてください。

> ・**PK（pharmacokinetics）**：薬物動態（学）。主に人体と薬剤の関係で、平たく言うと「人体のある臓器に、ある抗菌薬がどのくらい移行するか」
> ・**PD（pharmacodynamics）**：薬力学。主に微生物と薬剤の関係で、ざっくり捉えると「ある微生物に対する、ある抗菌薬の効果の大きさ」
> ・**PK-PDパラメータ**：人体において、ある抗菌薬がある臓器にどのくらい移行し、その臓器で感染症を起こしている微生物に対してどれくらいの効果をもたらすか、すなわち臨床的な薬効と相関する仮想的な数値

要するに「抗菌薬の薬効を評価するために、人体と薬剤の関係（PK）と、微生物と薬剤の関係（PD）の2つのパラメータを合わせて考えてちょんまげ」ってこと。

抗菌薬の減量は、薬剤耐性の観点でも大きな問題

話を戻しまして。「抗菌薬を少量使う」というのは、薬剤耐性の観点でも極めて大きな問題です。緑膿菌（*Pseudomonas aeruginosa*）や、僕が"PMSECK"グループと呼んでいるグラム陰性桿菌※（**表3.3**）は、低濃度の抗菌薬への暴露によっても薬剤耐性が誘導されます。この点からも、投与量を減らすことが望ましくない、というのは直感的にお分かりいただけると思います。

※ 自然耐性としてAmpC型β-ラクタマーゼを産生。低濃度の抗菌薬への暴露などの刺激によってこの産生が過剰になり、さらに多種のβ-ラクタム系抗菌薬に対する耐性を獲得する。なお、過剰に産生されたAmpC型β-ラクタマーゼに対しても安定なβ-ラクタム系抗菌薬はセフェピムおよびカルバペネム系抗菌薬。臨床においても表3.3の細菌群に対する第一選択薬として使用される。

表3.3 "PMSECK"グループの微生物

P	*Providencia rettgeri/stuartii* (プロビデンシア・レットゲリ/スチュアルティイ)
M	*Morganella morganii* (モルガン菌)
S	*Serratia marcescens* (セラチア・マルセッセンス)
E	*Enterobacter cloacae* (エンテロバクター・クロアカ)
C	*Citrobacter freundii* (シトロバクター・フロインディ)
K	*Klebsiella aerogenes* (クレブシエラ・アエロゲネス)

　外来でチョロっと使った抗菌薬のおかげで薬剤耐性菌が誘導されてしまい、のちに高価で貴重な薬剤をジャンジャカ使わないと治療できない感染症を呼び寄せる、なんてことにもなりかねません。そしてほとんどの場合、このせいで頭を悩ませるのは最初に抗菌薬を出した医師ではありません。人の嫌がることはしてはいけない——小学校2年生のときの担任だった宇野先生もそうおっしゃっていました。

我々が戦っている相手はあくまで "微生物"

　ちょいと脱線してしまいましたが、上記の大腸菌をアンピシリンで治療する場合、データに裏付けられた十分なPK-PDパラメータのためには「2g/回を6時間ごと」の投与が不可欠です。減量してしまっては、誰にも、何にも治療効果を保証してもらえませんし、薬剤耐性の脅威にも付き纏われます。したがってこの項のお題「軽症なら抗菌薬を減らしていいですか?」の答えは改めて、NOです。

　当然ながら、患者の体重が40kgを切っているとか、腎機能障害があるとかいった理由で減量が必要なことはありますよ。ですが、**ひとたび感染症を疑い、抗菌薬を用いると決めたならば、病状が軽いか重いかは関係なく、容赦なく適切な投与設計で投与**しましょう。「ぼくがかんがえたさいきょうのちりょう」は、早めに卒業すべきです。

　ここは案外勘違いの多いところだと思います。高血圧症や糖尿病などの治療とは考え方が全く違いますから、切り分けて考えておいてくださいね。僕たちが戦っているのは感染症という"病名"ではなく"微生物"だということを、どうかお忘れなく。

Q4

抗菌薬の投与設計、カルテ記載時の注意点は?

　感染症診療をちゃんと考えていないと出てこない素晴らしいご質問です。エラァイ！他の人が読んでも分かりやすいカルテ記載を心がけましょう、略語を書くなら初出時に必ずフルスペル（カタカナまたは英語）を併記しましょう、という大前提はp.99でもお話ししましたが、その上で具体的にどのように記載すればいいのでしょうか。まずは最近はやりのChatGPT兄貴の見解を聞いてみましょう。

電子カルテに抗微生物薬（抗菌薬）の投与設計を記載する際には、以下のポイントに注意する必要があります。

1. 正確な薬剤名と用量

薬剤名：正確な商品名および一般名を記載し、誤解やミスを防ぐ。

用量：患者の年齢、体重、腎機能などに基づいた適切な用量を明確に記載する。

2. 投与経路と頻度

投与経路：経口、静脈内、筋肉内などの投与経路を明確にする。

投与頻度：1日何回投与するか、具体的な時間間隔も含めて記載する。

3. 治療期間

治療期間を明確にし、治療の終了時期を設定する。治療期間の延長が必要な場合、再評価を記録する。

4. 患者個別の特性に基づく調整

アレルギー情報：患者のアレルギー歴を確認し、アレルギーがある場合は代替薬を記載する。

腎機能・肝機能：患者の腎機能や肝機能に応じて投与量を調整し、記録する。

併用薬：他の薬剤との相互作用を考慮し、必要に応じて調整を行う。

5. 効果と副作用のモニタリング

効果の評価：治療の効果を評価するための具体的な指標や検査結果を記載する。

副作用の監視：予想される副作用や有害事象についても記載し、モニタリングの計画を立てる。

6. 患者教育と指導内容

患者やその家族に対する薬剤の使用方法、期待される効果、副作用についての説明内容を記録する。

患者のコンプライアンスを高めるための指導内容も記載する。

7. 抗菌薬適正使用の記録

適応症：抗菌薬の使用目的と適応症を明確にする。

抗菌スペクトル（筆者注：スペクトラムと同義）：使用する抗菌薬のスペクトルが適切であることを確認する。

ステップダウン（筆者注：ここでは de-escalation と同義）：初期治療後の経口薬への切り替えや、スペクトルの狭い薬剤へのステップダウンの計画を記載する。

8. コンサルテーションと承認

専門医へのコンサルテーション内容や、抗菌薬使用に関する承認プロセスを記録する。

特に感染症専門医の意見を取り入れる場合、その内容を詳細に記載する。

これらのポイントを守ることで、抗微生物薬の適正使用を促進し、患者の安全を確保することができます。

OpenAI. (2024). ChatGPT (GPT-4o).

……非の打ちどころのない回答です。AIの台頭で、もはや人間要らずの様相ですね。僕もう帰ってええか？

「誰が見ても分かる」投与設計の書き方

急に帰ってもアレなので、回答を少しイジってみましょう。上記の ChatGPT の回答はあまりにも完璧すぎ、むしろ過剰ですらありますから、ここまでガチガチにやらなくてOKです。重要なところをピックアップして検討してみます。

抗菌薬の投与設計について先生方がカルテ記載する上で重要なのは、**「1. 正確な薬剤名と用量」「2. 投与経路と頻度」「3. 治療期間」** です。

回答からは、ChatGPT 兄貴の「どうせお前ら人間はすぐ誤解したりミスしたりするんだから、正確な商品名や一般名を記載しろ」という思いが感じられます。やっぱり略語を書くなら断りを入れた方が無難です。

そして、適切な用量・投与経路・具体的な時間間隔も記載せよと言っています。これは全くもってその通りです。例えば、「T/P 18g/日」とカルテに書いてあったとしたら、「T/Pなんていう略語は日本に存在しねえんだよ」と、書いたヤツの髪の毛をひっ掴んで振り回したいくらいの気持ちですが、それは置いておくとして。これ、いかがでしょう？ こんな疑問が浮かびませんか。

・2分割？ それとも3分割？ 4分割？ 6分割？ もしかして18gを1日1発のパワー系投与？
・何回かに分割するとして、投与間隔は？ 投与にかける時間は？
・点滴か？ ワンショットか？ 筋注か？
・投与期間は？

「T/P 18g/日」という記載からは、こうした情報が何も伝わってきません。これこそが「自分にしか分からないカルテ」ってやつです。ChatGPT兄貴からの注意点を踏まえて、次のように書き換えてみるといかがでしょう。

ピペラシリン・タゾバクタム（T/P）4.5g/回＋生食100mL 各1時間かけて6時間ごとに点滴静注
投与期間：7日間（暫定）

こう書いておけば、誰が見ても間違えません。ちょっと訓練しておけばヒト以外の霊長類でも読み解けるレベル──さすがに無理か。でも皆さんはヒトですから、ここまで詳しく書いてあれば大丈夫でしょう。このように、カルテは誰が読んでも一意に定まるように記載することを心がけましょうね。

必要十分の情報を！

他の要素についても、重要であることに変わりはありません。アレルギーだとか、薬物相互作用だとか、副作用だとか。このあたりはコメディカルスタッフ（特に大きな力になってくれるのは薬剤師の先生方だと思います）の協力を得て、最低限の情報は把握しておくようにしましょう。

例えば、フルオロキノロン系抗菌薬の代表格であるレボフロキサシンの経口薬は、酸化マグネシウムのような多価金属イオンを含む薬剤と併用すると吸収率が著しく低下します。このように薬効に直結する薬物相互作用もありますからね。特に初めて使う抗菌薬で使い方が分からなかったり不安があったりするとき、適切なタイミングでコメディカルに尋ねるのもスキルのうちです。

これらの情報を全て記載するのは大変で、かつ冗長なカルテになってしまいますし、重要な事項が埋もれてしまいがちです。駆け出しの医師の頃ならば備忘録的に全部書いてもいいとは思うのですが、将来的には「自分にとって・他人にとって重要な情報」を取捨選択できるようになることを目指しましょう。

Q5

治療開始後も培養検査って必要？

> **Q.** 感染症の治療開始後でも、培養検査を実施した方がいいですか？
> **A.** はい。

あ、はい。した方がいいです……。

恐らくこの疑問の主も、「した方がいい」と頭では分かっていると思います。ですが、培養の検体を取るのは面倒臭い、解釈が難しい、その他諸々の理由で腰が重いのだろうと想像します。誰かに諭されて、「デスヨネー」と観念して検体を取る、そんなところなのではないでしょうか。

抗菌薬投与後の検査結果解釈は難しい

抗菌薬投与中あるいは投与後における微生物学的検査の解釈が、抗菌薬を投与していない状態のそれよりも難しいことは疑いようのない事実です。特に喀痰や尿など、非無菌検体。陰性で返ってくるならまだしも、何かしらの微生物が培養されてきた際に、「これは本当に今回の真の原因微生物なのか？」という疑問を持ちますよね。……そうでない方、この疑問はぜひ持っていただきたいです。例えば、p.42で扱ったこの症例（図2.5）。もし図3.18のような状況だったらどのように考えましょう？

要するに、「前医が培養検査一切ナシで処方したレボフロキサシンにより臨床状況がコンガラガッチュレーションした（＝こんがらがった）、腎盂腎炎疑いの60歳代女性」ということです。この前医の臨床ムーヴについては、もはや疑問を持たない先生はいないと思いますのであえてツッコミませんが、日本の歴史の中で初めて公式に流刑を定めたとされる文武天皇の時代ならば、遠流（おんる、流刑の中で最も重い刑）に処されていたに違いありません。

で、こういうときに「培養出した方がいいかな…でも抗菌薬が既に…」という思いが心の中で渦巻くのですな。なにしろレボフロキサシンなどという広域スペクトラムの抗菌薬を

```
症例：60歳代女性
主訴：発熱、倦怠感
基礎疾患・既往症：なし
現病歴：来院前日より38℃台の発熱と倦怠感があり受診
身体所見（抜粋）：肋骨脊柱角叩打痛あり（右＞左）
検査所見（抜粋）
　　　血液：白血球数2万/μL、CRP 4.45mg/dL
　　　尿：潜血（3＋）、白血球（3＋）
　　　尿グラム染色：太く大型のグラム陰性桿菌（3＋）、白血球（3＋）
　　　尿培養：大腸菌（Escherichia coli）10$^6$ CFU/mL
　　　　　　　メチシリン耐性黄色ブドウ球菌（MRSA）10$^3$ CFU/mL
　　　血液培養：陰性
最終診断：急性腎盂腎炎
```

図2.5　症例：60歳代女性（その1）（再掲）

```
症例：60歳代女性
主訴：発熱、倦怠感
基礎疾患・既往症：なし
現病歴：来院前日より38℃台の発熱と倦怠感があり、近医でレボフロキサ
シンを処方されたが症状が改善せず受診
身体所見（抜粋）：肋骨脊柱角叩打痛あり（右＞左）
検査所見（抜粋）
　　　血液：白血球数2万/μL、CRP 4.45mg/dL
　　　尿：潜血（3＋）、白血球（3＋）
　　　尿グラム染色：白血球（3＋）
　　　尿培養：？
　　　血液培養：？
```

図3.18　症例：60歳代女性（その2）

根拠なくブチ込まれたおかげで、微生物学的診断は前方遥か6000km先になってしまったわけですから。これは大体ハワイの州都ホノルルあたりまで赴かないと微生物学的診断ができないことを意味します。遠流以上の距離感です。

　それでも基本に忠実に培養検体を提出しますと、しばしばこのような結果が返ってまいります（図3.19）。

　うすうす分かっていたものの、なかなか絶望的な結果です。**無計画な抗菌薬の投与は、往々にして処方医ではなくその後に診療する他医を困らせます。**自分では「なんかうまくいったぞ」と思っていても、他の医師から後ろ指を指されているかもしれませんから、無思慮な処方は慎みましょう。身に覚えのある方、暗い夜道は気をつけて歩いてください。

症例：60歳代女性
主訴：発熱、倦怠感
基礎疾患・既往症：なし
現病歴：来院前日より38℃台の発熱と倦怠感があり、近医でレボフロキサ
シンを処方されたが症状が改善せず受診
身体所見（抜粋）：肋骨脊柱角叩打痛あり（右＞左）
検査所見（抜粋）
　　血液：白血球数2万/μL、CRP 4.45mg/dL
　　尿：潜血（3＋）、白血球（3＋）
　　尿グラム染色：白血球（3＋）
　　尿培養：メチシリン耐性黄色ブドウ球菌（MRSA）10^3 CFU/mL
　　血液培養：陰性

図3.19　症例：60歳代女性（その3）

さて、血液培養は陰性、尿培養ではMRSA。このMRSAを治療対象と考えますか？

──考えませんね。P.43での説明と重複するので詳細は割愛しますが、黄色ブドウ球菌が尿路感染症を起こすことは（腎膿瘍など特殊な病態を除き）原則、ありません。

では、この検査結果からは何も分からない、抗菌薬が入った後の微生物学的検査には意味がないのでしょうか。

"逆転の発想" 的な検査結果の解釈

基本、意味はないです。 ただ、全く意味がないかというと、そこまででもありません。市中発症の尿路感染症の原因微生物として大腸菌が大部分を占めることは既にお話ししました。したがって、今回の症例でも原因微生物として最も可能性が高いのは大腸菌である、ということは多くの先生に認めていただけると思います。

ここからはやや穿った見方になりますが、「尿路感染症の診断が正しい」という前提のもとでは「レボフロキサシンに感性の大腸菌が原因微生物である可能性が高い」と言えると思いませんか？

臓器・解剖学的診断や微生物学的診断は完全に宙ぶらりんですが、感染を疑う臓器から原因微生物がクリアランスされている＝現行の治療が奏功している可能性の吟味、すなわち5つの要素で言うところの5つ目、「治療経過の予想・推定」については、辛うじて、耐えます。ただし、本当に辛うじて、です。血液培養のような無菌検体ならまだしも、喀痰や

尿の培養は、やはり首を傾げざるを得ません。

ただ、これによって「レボフロキサシンのまま治療を継続する」という選択肢は取れるようになるかもしれません。レボフロキサシンなどという広域抗菌薬を使い続けるのは抗菌薬適正使用の観点から望ましくありませんし、施設によっては他の抗菌薬（例えばセファレキシン［経口］やセフトリアキソン［静注］のようなβ-ラクタム系抗菌薬）の方が感性率が高いケースもあるでしょうから、経過によってはこういった薬剤へ変更し治療完遂を目指すと言うのも選択可能かもしれません。

治療期間は……残念！　もう「菌血症ありき」と考えて設定せざるを得ないかもしれませんね。

このように、治療開始後の培養検査結果でも「何も材料がないよりは幾分マシ」なレベルまでは診療の質を上げられる可能性があります。自分の行う診療に根拠を求める姿勢はいつでも大事ですから、検査検体を取得しようとする気概と最低限の解釈の方法は身につけておくように心がけましょう。分からなければ、分かる人に聞きゃあいいんです。

とは言ってもやはり、読んでいただいてお分かりの通りこの診療は"あやふや"そのものです。本項で扱ったのはあくまで「やむにやまれず抗菌薬投与後に採取された検体を解釈することになってしまった」という限定的なシチュエーションであることに留意してください。

抗菌薬を投与するその前に

と、ここまでの話でお伝えしたかったのは、「抗菌薬を投与する前に微生物学的検査検体をキッチリ揃えておけ」という基本的事項この一点です。繰り返しますが、考えなしに処方された抗菌薬で処方医の首が締まることは実はあまり多くありません。苦しむのは患者と、その患者を診る後医です。そのことを肝に銘じ、本項で述べたようなややこし〜い状況に陥らない（もとい、陥らせない）よう努めましょう。

Q6

血培ボトルの供給不足、どう対応？

　令和に生きる僕たちは、大量生産・大量消費、そして飽食の時代のド真ん中にいます。日本をはじめとする先進国では、スーパーマーケットに色とりどりの豊かな食材があふれています。毎日のように新しい製品が市場に投入され、欲しい物は望めばすぐ手に入ります。物質的な豊かさは、もはや僕たちの生活の一部と言っても過言ではありません。

　しかし、この豊かな生活を必ずしも全ての人々が送っているわけではないのはご存じの通りです。地球規模で見れば、食料不足に悩む地域や清潔な水を手に入れることが困難な場所が多く存在します。基本的な生活インフラが整っておらず、健康的な生活を送ることすらも難しいのです。

　私たちが見知った世界はごく一部に過ぎず、その背後には様々な現実が広がっています。それを理解し、これまでに享受してきた豊かさを再認識し、当然とすることなく感謝する姿勢を持つべきでしょう。情報技術の発展によって遠く離れた地域の状況を知ることが容易になった今だからこそ、私たちは視野を広げ、他者へ共感し支援することが求められています。

　──急に社会派になっちゃってどうしたんだこの人、という声も多数あると思いますが、大丈夫です。時は2024年夏、連日の30℃超えで少々疲れてしまっただけ、この暑さもやはり地球温暖化によるのだから温室効果ガスを……いやもう社会派は結構。本題に移りましょう。「血液培養ボトルの供給難にどう対応するか？」という大きな問題です。

たくさん使ってよかったはずの血液培養ボトル

　「血液培養はとりあえず取っとけ」というのはp.53でお話しした通り。血液培養は最も手軽に採取できる無菌検体であり、その培養は診断にも治療にも重要、陰性ですら役立ってしまいます。適切な感染症診療になくてはならない検査の代表格です。

　ところが2024年7月、業界激震のニュースが飛び込みました。血液培養関連機器のシェアの大きな部分を占めるベクトン・ディッキンソンが販売する血液培養ボトルの供給が、一時的ながら半分程度に減少するというのです。

これには「血液培養とりあえず出さんかおじさん」ことワタクシ髙野もあんぐり。外れた顎が大地に突き刺さり、やがて大きな桜の木が生え毎年春にはたくさんの花見客で賑わってしまわんばかりの驚きです。これまで抗菌薬の供給不足は何度も経験してきましたが、いよいよ血液培養ボトルか……と暗澹たる思いでした。まさに「享受してきた豊かさを再認識」させられる大きなイベントであったわけです。

　メーカーの発表があったのが7月3日。供給量の減少に至るまでにあまり余裕がなかったため、急いでアクションを起こす必要がありました。

血液培養の"暫定新ルール"

　僕が現在勤務している済生会横浜市東部病院（横浜市鶴見区）では、医師や臨床検査技師など多職種での協議の上、発表から2日後の7月5日には、次の通りおおよそのルールを定めて院内に公開しました（図3.20）。

・これまで通り、血液培養は2セットを基本とする
・ただし、2セットとは「異なる部位あるいは時間で採血した、好気ボトル1本と嫌気ボトル1本」とする（つまり2セット4本ではなく**2セット2本**）
・採血は異なる部位あるいは時間で2回行う
・ボトルへの接種（分注）量は10mLを基本とする

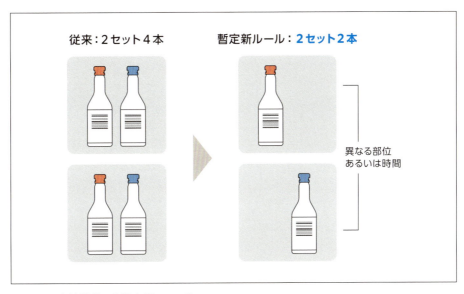

図3.20　血液培養の"暫定新ルール"

簡単に言うと、「2セットとして扱えるよう、異なる部位あるいは時間で採血するが、各セットはこれまでの『好気・嫌気ボトル1本ずつ』ではなく『好気または嫌気ボトル1本』にせよ」ということです。

「採血2回もして面倒臭いな、なんで1回採血して好気と嫌気に入れるんじゃダメなのよ」と思った方もいらっしゃるでしょう。実際、そうした声がかなりありました。でもこればかりは昭和の頑固オヤジよろしく、譲れない理由があったのです。なお、僕は平成生まれです。

2セットにこだわった理由その1：診断性能の維持

2セットという形式を維持した理由は大きく以下の2つです。

---

① 診断性能の維持
②「血液培養は2セット提出するもの」という思考回路の維持

まずは言わずもがな、診断性能の観点。臨床検査結果を臨床判断の材料として活用するためには、一定の質を担保しなければなりません。

ご存じの通り、血液培養ではコンタミネーション（汚染）が起こり得ます。特に1セットだけの採取にすると判断に悩むケースが生じやすく、結果的に血液培養の追試が必要になったり、本来不要な抗菌薬が（たとえ一時的でも）使用されたりしかねません。しかし、この問題は、採血部位あるいは時間が異なる2セットを提出する形にすれば、かなりの部分を解消できます。例えば、こんな結果が返ってきた場合。

1セットのみ提出＝採血部位は1カ所
好気ボトル：表皮ブドウ球菌（*Staphylococcus epidermidis*）
嫌気ボトル：陰性
（右肘正中皮静脈から20mL採血し、各ボトルに10mLずつ接種）

この結果だと、コンタミネーションと真の菌血症のどちらもあり得てしまいます。判断に悩む場合、血液培養2セットを再検しなければならないかもしれませんし、診断を確定させるまでは「菌血症ありき」としてカテーテルを抜いたり、（本来不要かもしれない）バンコマイシンのような貴重な抗菌薬を投与したりすることになるかもしれません。一方で、2セット提出した場合ならどうでしょう。

> 2セット提出＝採血部位は2カ所
> 好気ボトル：表皮ブドウ球菌（**右**肘正中皮静脈から採血し10mL接種）
> 嫌気ボトル：陰性（**左**肘正中皮静脈から採血し10mL接種）

　こうすれば、多少の感度の問題はあるものの、真の菌血症である可能性をある程度棄却できます。採血部位が違う2セットの血液培養のうち、1セットのみで「コンタミネーションの可能性が高い菌種」が陽性になったわけですからね。

　上記の例はいずれも好気ボトルのみで表皮ブドウ球菌が発育していますが、もし好気・嫌気ボトルの両方から同菌が発育してきた場合でも、1セットしか提出していなければコンタミネーションか真の菌血症か判断に悩みますが、2セット提出ならば自信を持って真の菌血症と結論付けることができます。この点はかーーーなり大きいと思います。

　ちなみにこの「コンタミネーションの可能性が高い菌種」のグループは、**表2.9**の通りです。頭文字を取って"**CCCB**"と覚えておくのでしたね。表皮ブドウ球菌はCNS（コアグラーゼ陰性ブドウ球菌）に入ります。詳しくはp.59をご覧ください。

2セットにこだわった理由その2：思考回路の維持

　これは医師だけでなく、ベッドサイドや採血室で血液を採取する看護師や臨床検査技師にも言えることですが、「人は易きに流れる」──どこかで聞いたな、これ──生き物ですから、採血の回数なんて少ない方がいいに決まっているんです。手間もかかるし、失敗でもしようものなら患者が不機嫌になったり医療材料が無駄になったりと、心理的な抵抗感があることは容易に想像がつきます。

　では、「ボトルが足りないから血液培養1セットでいいよ〜、つまり採血1回でいいよ〜」と呼びかけたらどうなるでしょう？ ボトルが足りない間に限定すれば、採血1回にしても大きな問題が起こることはないかもしれません。

表2.9　コンタミの可能性が高い微生物（再掲）

C	*Cutibacterium acnes*（アクネ菌）
C	*Corynebacterium* spp.（コリネバクテリウム属）
C	CNS（コアグラーゼ陰性ブドウ球菌）
B	*Bacillus cereus*（セレウス菌）

しかし、人は1回易きに流れてしまうと、なかなか元に戻れないものです。

　ボトルの供給量は経時的に回復するはずです（実際、2024年10月には供給制限が解除されました）。ひとたび「採血って1回でいいんだ」と思ってしまったら、ボトルをたくさん使える状況になったとしても「またいつ足りなくなるかも分からないし、1セットの提出でもある程度のことは分かるし（迷ったら抗菌薬投与しちゃえばいいし）（分からなかったら高野に聞いちゃえばいいし）（採血2回するのは面倒だし）今回も血液培養1セットでいっか」という思考回路が形成されかねません。

　この思考回路は誰にでも生まれ得るものですし、誰にでも伝播し得ます。採れたてピチピチの研修医が、上席医師のこの悪しき着想に感化されてしまったら……。「俺が研修医の頃はな、血液培養は1セットが普通だったし、それで困ったことなんてほとんどなかったよ。だから俺の担当患者で血液培養取るときは1セットでいいよ」みたいな先輩風を吹かせる中堅医師が誕生するかもしれません。採血してくれる看護師からも「センセ〜、なんで血液培養2セットも必要なんですか〜？　この前まで1セットだったじゃないですか〜あの患者さんの採血大変なんですよ〜先生が代わってくれるんですか〜」みたいなことを言われてすったもんだするかもしれません。人間は想像以上にラクな方向に流れやすい生き物なのですから。誰が悪いとかそういう話ではなく、そういうモンです。

　改めて強調しておきますが、血液培養をあえて1セットだけ提出するシチュエーションというのは本来ありません。ゼロです。None、null、शून्य（ヒンディー語）、neoni（ゲール語）、제로（韓国語）なのです。**2セットが基本であり原則**です。これはおそらく今後も揺るぎません。ですから、有事でも「血液培養は2セット提出するものである、この場合の採血回数は2回である」と、かたくなに貫き通したのです。こうしておけば、有事と平時の間に生まれるギャップは1回の採血量（10mLか20mLか）のみと小さく抑えられますからね。

「1セット当たり1本で2セット2本」にしても避けられない問題

　ところが、このようにやり方を工夫しても、「好気ボトル or 嫌気ボトルでしか生えない微生物による感染症」の診断には問題が残ります。前者は緑膿菌やカンジダ、後者は嫌気性菌が代表的な例です。

　こればかりは手技の工夫ではどうにもならないため、例外的に好気ボトル2本で2セットとしたり、嫌気ボトル2本で2セットとしたりする必要があるものの、ここまでくると検査室にも多大なストレスがかかります。臨床医のアジリティ（機敏性）や検査室のタフネス次第では例外的な対応を許容できるかもしれませんが、エラーが起こるリスクもあるので、このあたりは施設の状況によるものと思います。

ということで、不完全な部分はありながらも、いったんの"新ルール"の制定に至ったのでした。頑張った〜、パチパチパチ〜。

医療材料の供給問題は今後も起こり得る

今後、血液培養の検体採取方法や解釈が変更される可能性はほとんどゼロに近いと思っています。ボトルの供給量が回復してきた2024年10月現在、どこかのタイミングで2セット4本（1セット当たり好気・嫌気ボトル各1本）の提出に戻した（戻しつつある）施設が大多数だと想像します。

しかし、忘れてはいけないのが「この手のイベントが次にいつ、どの物品で起こるか分からない」ということです。今回は血液培養ボトルでしたが、本質的にはどの医療材料にも供給問題は起こり得ます。その有事に（平時に戻った際のことまで考えて）、僕たちがいかに合理的に物事を考えられるか、そして合理的になるように人や物を動かせるか、という視点が重要であることを、血液培養ボトルの問題を通して感じました。気兼ねなく血液培養2セット4本を出せる物質的な豊かさを当然とせず、情報技術の発展に乗じて視野を……いけない、また社会派が出てしまいました。

Q7

感染症って、どう勉強したらいい？

　ここまでの読了、大変お疲れさまでした。こうして本書を手に取っていただいたとはいえ、全員が全員最初から凄まじい熱意を持って感染症の勉強をしようと思っていたわけではなかっただろうと想像します。それでも感染症学の教科書を一冊読み終えたというのは本当にすごいことですよ。

　今回の頑張りは、今この瞬間から患者の誰かを救い、そして自分自身を助けることになるでしょう。感染症診療は必ずしも簡単ではありませんが、あなたが本書から学んだことは必ず強い武器になります。スーパーマリオRPGで例えるなら「ひまんパタこうら」みたいなものです※。……伝わるか？ これ。

※ 編集部注：マリオ専用の武器（隠しアイテム）で、最高の威力を誇るらしいです

　最終項となる本項はほとんどエッセイ、いや、これまでもだいぶエッセイでしたが、まあまあ少し肩の力を抜いてコーヒーでも飲みながら、今までの頑張りを自分自身で讃えつつ読んでください。最後のテーマは「感染症の勉強をどうやるか？」、最後にこの質問に答えて本書の〆といたしましょう。

　臨床感染症の勉強を何から始めるか、それはもう**総論から**と相場が決まっています。微生物の勉強でも、抗菌薬の勉強でも、疾患各論の勉強でもなく、**兎にも角にも総論**です。丁度狙い澄ましたように本書で扱った内容です。手前味噌ながら、本書をここまで読み進め理解を深めた先生方なら、臨床で出会う感染症の"99割"において総論部分で困ることはないと、自信を持って保証いたします。

　各微生物のプロファイルや抗微生物薬の考え方、使い方のような各論部分は正直、非専門医が全てを知っている必要はないと思っています。「何がどこに書いてあるか、何を見れば分かるか」、これだけ知っておけば十分です。ともすればこれは、感染症領域以外においても同じことが言えるかもしれません。

　ただ、緊急性の高いシチュエーション、例えば敗血症性ショックや発熱性好中球減少症の患者を相手にした場合に、あたふたと教科書やウェブコンテンツを開く時間は実にもったいない。その数分が命取りになってしまうかもしれません。ここは例外として認識しておき、頭より先に体が動かせるようにトレーニングしておくべきでしょう。

で、どうやって感染症の勉強をするか

　感染症診療を得意にしたい、あるいは、せめて苦手意識をなくしたい、と思ったら、本書で耳にタコができるほど繰り返してきた**「5つの要素」を抽出し、「感染症診療のテンプレート」通りまとめる**、という手順を愚直に繰り返してみてください。最初は調べながらでも、回数を重ねて慣れてくるとスマートにまとめられるようになっていくはずです。

　そうすれば、最適な抗菌薬と最良の治療期間、フォローアップの方法が自然と目の前に現れるはずです。それを両手で優しくすくい取ってやればいい。それがまさに感染症診療の完成形です。

各論の把握を避けられはしない、が

　——とはいっても、微生物の特性や抗菌薬の勘所を知っていなければ分からないことも多いです。興味のないことの隅から隅まで覚えられるほど、人間は便利な作りになっていませんからね。だから手元に信頼できるリファレンスを置いておくことを勧めています。

　別にどんなものだっていいです。仲のいい同僚が使っているもの、先輩医師に勧められたもの、手に馴染むものを使ってください。中でもウェブコンテンツはオンラインアップデートが随時入るものが多いため、個人的にはなにがしかのウェブコンテンツを使える状態にしておくと便利だと思います。例えば、個人契約すると高額なのでアレですが、所属施設が法人契約しているなどでUpToDateにアクセス可能であればかなり大きな力になってくれると思います。

　他にも、個人情報を入力すればフルアクセスできるもの、短期間のフリートライアルが可能なものもあるので、ちょっと試してみて使いやすいものを入手しておくといいでしょう。僕もJohns Hopkins ABX Guideやサンフォード感染症治療ガイド（アップデート版）は自分のスマートフォンやPCで使えるようにしてあります。微生物や抗菌薬のことで困ったらサッと調べる、これができれば臨床で答えが出ないほど困ることはそうないはずです。

　調べて得られる知識はそれすなわち診療の「根拠」となりますから、行っている診療について誰かから聞かれたときにも「ここにこう書いてあります」としたり顔で示すことができるのもまた強みですね。したり顔は別にしなくても結構ですが。

一通り自分でできるようになったら

　感染症診療を筋道立てて考えられる癖がついたら、ぜひこのやり方を周りの医師やコメディカルに広めてください。それによって自分の診療にもより強い根拠を見出せるようになりますし、周りが賛同し実践してくれればグループや病棟、施設と規模を広げてより大きな好循環が生まれます。まさに "See one, do, one, teach one"、最初は見てみて、次に自分でやって、最後人に教えることができて初めて自分のモノになるのです。ぜひこの感染症診療の輪を大きくしていってください……うわ、なんかうさんくせー！

次のステップへ

　冒頭で申し上げた通り、**本書を読了できた皆様は総論部分で困ることはない**はずです。ぜひ自信を持って診療に臨んでください。そして本書の内容を体で覚えることができたら今度は微生物や抗菌薬（抗微生物薬）など、各論に駒を進めてみてください。今や書店にも感染症コーナーが設置され、良書が簡単に入手可能ですし、ウェブコンテンツも複数利用可能です。

　こういったツールを使って、自身の診療スキルをゴリゴリと磨いていってください。

　……で、たまには本書にも戻ってきてくださいね。

おわりに

どうでした？ 思ったよりもスルッと読了できたのでは？

本文中でも強調しましたが、感染症診療を学ぶに当たっては本書のような総論的事項、すなわち**理論**の習得が全てと言っても過言ではありません。微生物のナンヤラや抗菌薬のナンヤラは今や世に出ている教科書で解説され尽くしていますし、お手持ちの文明の利器でチョチョイと調べればすぐに答えが出てきます。その一方、理論の部分は感染症の診断とか治療とかを考え始めるより前にしっかり体得しておかないと、いざという時に頭と体がついてこないのです。

そんな中で、抗菌薬の抗菌スペクトラムや疾患ごとの第一選択薬などの莫大な知識を丸暗記することが臨床感染症の勉強だ、と確信して疑わない医師は少なくありません。しかし、暗記科目に成り下がった臨床感染症なんて"つまんな"の極みです。世の中にはこの世の全てをも記憶できる人がいるのかもしれませんが、僕は絶対に無理です。県庁所在地すら覚えられないんですから。47カ所しかないのに。

丸暗記が現実的でない以上、少ない記憶容量は効率よく使うに越したことはないし、暗記事項も少ない方がいい。頑張って記憶した知識と知識を有機的に繋げ、体系的・実用的な知識に進化させるのがこの**理論**なのです。

普段から理論立てて考えるクセをつけておくことこそ、感染症診療の質やスピードを大きく向上させるコツ。感染症診療は決して場当たり的・経験的なものではなく、理詰めであるべきなのです。世間では理屈っぽい人間は敬遠されがちですが、感染症診療は理屈っぽいあなたの味方です。

本書を読み終わった皆さんの頭の中には、微生物や抗菌薬の各論的事項を記憶する盤石な基盤ができたはずです。本書を卒業された後は、ぜひ信頼できる教科書やウェブコンテンツを使って適切に学習を深めてください。で、寂しくなったら時々戻ってきてください。お茶菓子用意していつでもお待ちしております。

読者の皆様が感染症診療で悩む時間を1分でも1秒でも減らせるようお祈りしつつ、そろそろペンを置くことにします。この後は、Twitter……いや今はXか。X（@metl63_）でお目にかかりましょう。

2024年12月

髙野 哲史

INDEX 索引

あ行

アトピー性皮膚炎 ……………………… 23, 62, 131
エンドトキシン ………………………………… 137
黄色ブドウ球菌菌血症 ………… 43, 45, 61, 64,
　　　　　　　　　　　　　　　　　 127, 139
　　──の遠隔病巣の検索 ………………… 65
　　──の治療期間 …………………………… 64

か行

カテーテル関連血流感染症 ……… 38, 59, 61
化膿性脊椎炎 …………………… 64, 139, 150
環境菌 ……………………………………………… 67
患者背景・経過の把握 ………………………… 16
感性 ……………………………………………… 97
感染症診療テンプレート ……………………… 115
感染症診療のための「5つの要素」 ………… 12
感染性心内膜炎 …… 64, 98, 121, 127, 139, 150
感染性脳動脈瘤 ……………………………… 127
感染臓器の検索 ………………………………… 40
肝膿瘍 …………………………………… 66, 150
気管支拡張症 …………………………………… 20
急性腎盂腎炎 ………… 41, 51, 81, 83, 106, 165
菌種同定 ……………… 44, 82, 83, 101, 139
グラム染色 …………………… 116, 136, 145
血液脳関門 ……………………………………… 45
血液培養 …………………………………… 51, 52
　　──採取の手順 ………………………… 56
　　──の再検 ………… 64, 130, 139, 170
　　──ボトルの供給不足 ………………… 168
原因微生物の推定 ……………………………… 48
抗菌薬適正使用 ………………… 45, 162, 167

抗菌薬の投与設計の書き方 ………………… 161
抗菌薬の溶解 ………………………………… 152
好中球減少状態 ………………… 36, 69, 74
抗微生物薬の選択 ……………………………… 80
高齢者施設 ……………………………………… 75
誤嚥性肺炎 ……………………………… 75, 121
コンタミネーション(コンタミ) …… 58, 61, 170
　　──の可能性が高い微生物 …………… 59

さ行

最小発育阻止濃度 ……………………… 71, 89
細胞性免疫障害 ………………………………… 26
持続菌血症 ……………………………………… 65
市中肺炎 ………………… 17, 20, 41, 51, 116
手術部位感染症 ……………………………… 137
初期治療(経験的治療) ……………………… 49
初期治療薬 ……………………………… 50, 138
心エコー ………………………………… 66, 126
侵襲性肺炎球菌感染症 ………………… 53, 120
腎膿瘍 …………………………………… 43, 166
深部静脈血栓症 ……………………………… 105
髄膜炎 …………………………………… 44, 64
脆弱化 …………………………………………… 23
正常解剖構造の異常 ………… 21, 22, 131
正常細菌叢(腸内フローラ) ………… 69, 86
ソースコントロール ……………… 65, 139, 144

た行

耐性 ……………………………………………… 98
胆道感染症 ……………………………… 23, 42, 51
中間耐性 ………………………………………… 97
中枢神経感染症 ………………………… 23, 45
治療開始後の培養検査 ……………………… 164
治療経過の予想・推定 ……………………… 104
通過菌・一過性細菌 ………… 23, 62, 131
ドレナージ …………………………… 65, 140, 144

な行

ニューモシスチス肺炎 ·························· 20, 28
尿路感染症 ··················· 82, 93, 143, 156, 166
脳膿瘍 ·· 66, 130
ノカルジア症 ··· 28

は行

肺炎球菌肺炎 ··································· 53, 117
配合変化 ·· 153
発熱性好中球減少症 ························· 37, 84
汎感性 ··· 107
汎耐性 ·· 71
微生物学的検査 ······· 49, 82, 84, 107, 118, 164
微生物学的診断 ··········· 20, 40, 48, 53, 76, 138,
149, 165
脾摘後重症感染症 ·································· 31
脾摘・脾機能不全 ······························ 31, 69
非複雑性SAB ·· 65
皮膚・軟部組織感染症 ·························· 38, 41
標的治療 ·· 50
標的治療薬 ··· 50
標的治療薬選択の方法 ······························ 84
ブレイクポイント ································ 89, 91
閉塞性尿路感染症 ································· 143

ま行〜わ行

末梢ルート ··· 23
免疫不全 ································· 19, 41, 69
──の4つのカテゴリ ························ 21
薬剤感受性検査結果の見方 ························ 88
薬剤耐性 ························ 70, 76, 87, 159
リファレンス ····················· 94, 108, 118, 175
緑膿菌カバー ································ 70, 75
緑膿菌ドーズ ·· 91
ワクチンによって予防できる疾病 ··············· 32

欧文

A-DROPスコア ···································· 117
blood-brain barrier (BBB) ······················45
catheter-related bloodstream
infection (CRBSI) ···················· 38, 59, 61
CCCBグループ ·······································59
CLSI M100 ···························· 89, 93, 102
continuous infusion ·······························154
CRP ···························· 104, 108, 135, 148
de-escalation ········ 50, 83, 107, 139, 144, 158
definitive therapy ······ 50, 53, 77, 82, 83, 121
Duke Criteria ······································127
empiric therapy ·········· 40, 49, 77, 82, 84, 138
escalation ······························ 50, 84, 121
etiology ··131
HIV感染症 ··································· 17, 20
intermediate (I) ···································97
LLMNS (2LMNS) ···································28
minimum inhibitory concentration (MIC)
································· 71, 89, 99
overwhelming post-splenectomy
infection (OPSI) ···························31
pan-susceptible (pan-S) ·······················107
PD (pharmacodynamics) ·····················159
PK (pharmacokinetics) ·························159
PK-PDパラメータ ·······························159
PMSECKグループ ·······························159
prolonged infusion ······························154
resistant (R) ·······································98
Staphylococcus aureus bacteremia (SAB)
··················· 43, 45, 61, 64, 127, 130
streamline ···50
susceptible dose dependent (SDD) ·····97
susceptible (S) ···································97
vaccine-preventable disease (VPD) ·····32

● 著者略歴

髙野 哲史
（済生会横浜市東部病院総合内科）

2017年日本医科大学卒。JAとりで総合医療センターで初期研修ののち、2019年より公立昭和病院感染症科に勤務。2024年4月より現職。内科専門医、日本唐揚協会認定カラアゲニスト。趣味は製麺・ゲーム・ウイスキー。現在の専門領域はラーメン二郎。

理論から攻める
合格点の感染症診療

2024年12月23日　　初版第1刷発行

著　者　髙野 哲史
発行者　田島 健
編　集　宇佐美 知沙
発　行　株式会社日経BP
発　売　株式会社日経BPマーケティング
　　　　〒105-8308 東京都港区虎ノ門4-3-12

デザイン・制作　株式会社ランタ・デザイン
印刷・製本　TOPPANクロレ株式会社

©Akifumi Takano 2024　Printed in Japan
ISBN　978-4-296-20579-0

● 本書の無断複写・複製（コピー等）は著作権法上の例外を除き、禁じられています。購入者以外の第三者による電子データ化および電子書籍化は、私的使用を含め一切認められておりません。

● 本書籍に関するお問い合わせ、ご連絡は下記にて承ります。
　https://nkbp.jp/booksQA